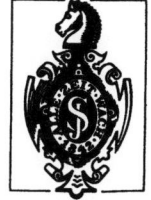

Monographien aus dem
Gesamtgebiete der Psychiatrie

48

Herausgegeben von
H. Hippius, München · W. Janzarik, Heidelberg
C. Müller, Prilly-Lausanne

Band 39 **Syndrome der akuten Alkoholintoxikation
und ihre forensische Bedeutung**
Von D. Athen

Band 40 **Schizophrenie und soziale Anpassung**
Eine prospektive Längsschnittuntersuchung
Von C. Schubart, R. Schwarz, B. Krumm, H. Biehl

Band 41 **Towards Need-Specific Treatment of Schizophrenic
Psychoses.** A Study of Development and the Results
of a Global Psychotherapeutic Approach to Psychoses
of the Schizophrenia Group in Turku, Finland
By Y. O. Alanen, V. Räkköläinen, J. Laakso, R. Rasimus,
A. Kaljonen

Band 42 **Schizophrene Basisstörungen**
Von L. Süllwold und G. Huber

Band 43 **Developing Psychiatry**
Epidemiological and Social Studies in Iran 1963–1976
By K. W. Bash and J. Bash-Liechti

Band 44 **Psychopathie – Soziopathie – Dissozialität**
Zur Differentialtypologie der Persönlichkeitsstörungen
Von H. Saß

Band 45 **Biologische Marker bei affektiven Erkrankungen**
Von H. E. Klein

Band 46 **Psychopharmakoendokrinologie und Depressionsforschung**
Von G. Laakmann

Band 47 **Hirnmechanismen normalen und schizophrenen Denkens**
Eine Synthese von Theorien und Daten
Von M. Koukkou-Lehmann

Band 48 **Die Sprache der Psychiatrie**
Eine linguistische Untersuchung
Von H. Feer

Hans Feer

Die Sprache der Psychiatrie

Eine linguistische Untersuchung

Springer-Verlag
Berlin Heidelberg New York
London Paris Tokyo

Prof. Dr. HANS FEER
Psychiatrische Universitätsklinik Basel
Wilhelm-Klein-Straße 27
CH-4025 Basel

ISBN-13: 978-3-642-83169-0   e-ISBN-13: 978-3-642-83168-3

DOI: 10.1007/978-3-642-83168-3

CIP-Kurztitelaufnahme der Deutschen Bibliothek.
Feer, Hans:
Die Sprache der Psychiatrie : e. linguist.
Unters. / Hans Feer. – Berlin ; Heidelberg ;
New York ; London ; Paris ; Tokyo : Springer,
1987.
   (Monographien aus dem Gesamtgebiete der
   Psychiatrie ; 48)

NE: GT

Dieses Werk ist urheberrechtlich geschützt. Die dadurch begründeten Rechte, insbesondere die der Übersetzung, des Nachdruckes, des Vortrags, der Entnahme von Abbildungen und Tabellen, der Funksendung, der Mikroverfilmung oder der Vervielfältigung auf anderen Wegen und der Speicherung in Datenverarbeitungsanlagen, bleiben, auch bei nur auszugsweiser Verwertung, vorbehalten. Eine Vervielfältigung dieses Werkes oder von Teilen dieses Werkes ist auch im Einzelfall nur in den Grenzen der gesetzlichen Bestimmungen des Urheberrechtsgesetzes der Bundesrepublik Deutschland vom 9. September 1965 in der Fassung vom 24. Juni 1985 zulässig. Sie ist grundsätzlich vergütungspflichtig. Zuwiderhandlungen unterliegen den Strafbestimmungen des Urheberrechtsgesetzes.

© Springer-Verlag Berlin Heidelberg 1987

Softcover reprint of the hardcover 1st edition 1987

Die Wiedergabe von Gebrauchsnamen, Handelsnamen, Warenbezeichnungen usw. in diesem Werk berechtigt auch ohne besondere Kennzeichnung nicht zu der Annahme, daß solche Namen im Sinne der Warenzeichen- und Markenschutz-Gesetzgebung als frei zu betrachten wären und daher von jedermann benutzt werden dürften.

Produkthaftung: Für Angaben über Dosierungsanweisungen und Applikationsformen kann vom Verlag keine Gewähr übernommen werden. Derartige Angaben müssen vom jeweiligen Anwender im Einzelfall anhand anderer Literaturstellen auf ihre Richtigkeit überprüft werden.

Satz: Fotosatz & Design, 8240 Berchtesgaden

2125/3130-543210

Vorwort

Wer an zahlreichen psychiatrischen Kongressen teilgenommen und sich am Überfluß der wissenschaftlichen Literatur produzierend und rezipierend beteiligt hat macht sich gelegentlich einige grundsätzliche Überlegungen zur Fachsprache und ihrem Gebrauch. Dabei ergeben sich auch kritische Fragen: Sollte es sich etwa bei den häufigen Diskussionen um nosologische Zugehörigkeit oder Abgrenzung zuweilen bloß um unterschiedliche Definitionen handeln? Sind gegensätzliche unvereinbare Lehrmeinungen über Symptomatik und Symptomhierarchie einer psychischen Erkrankung vielleicht nur durch eine sprachliche Lokaltradition bedingt? Wenn man an die zahlreichen neuen diagnostischen Begriffe denkt: Ist die Einführung eines neuen Begriffs auch jedesmal eine echte Entdeckung? Wieviel tragen ferner bildhafte Vergleiche und Analogien zur wirklichen Erklärung eines krankhaften Symptoms oder Syndroms bei? Berechtigt der Nachweis einer objektiven und meßbaren Aberration mit diesem Kriterium eine eigenständige Krankheit abzugrenzen? Darf man psychiatrische Begriffe so definieren, wie es gerade am zweckmäßigsten erscheint? Und darf man überhaupt Begriffe verwenden, die subjektives Erleben des Patienten bezeichnet? Aus diesen und ähnlichen Fragen ist dieses Buch hervorgegangen.

Für Kritik und Anregung danke ich: Prof. F. Grün, Frau Dr. R. Hauser, Prof. R. Wimmer, PD Dr. D. Flader und Prof. H. Löffler.

Basel, Sommer 1987   H. FEER

Inhaltsverzeichnis

1	**Die Sprache der Psychiatrie: Sonderfall einer Fachsprache**	**1**
1.1	Arten von Aussagen	2
1.2	Psychiatrische Aussagen	3
1.3	Exkurs: The ghost in the machine (*Ryle*)	5
1.4	Wie kommt eine psychiatrische Aussage zustande?	6
1.5	Zurückweisung des sprachlichen Realismus	7
1.6	Basissätze	12
2	**Erkenntnis seelischer Ereignisse bei anderen und das psychophysische Problem in der Psychiatrie**	**14**
2.1	Ausgangssituation	14
2.2	Exkurs: Beitrag der Psychiatrie	15
2.3	Die beiden Probleme sind Pseudoprobleme	19
2.4	Zur Erkenntnis seelischer Ereignisse bei anderen	20
2.5	Zum Problem der psychophysischen Interaktion	21
3	**Die Bedeutung (Referenz) psychiatrischer Begriffe**	**23**
3.1	Ausweg aus sprachlichen Schwierigkeiten: Metaphern	23
3.2	Schwierigkeiten bei mathematischen Verfahren	24
3.3	Kripkes Theorie der Namengebung	25
4	**Krank und Gesund, Normal und Abnormal**	**27**
4.1	Verschiedene Definitionen der Normalität	27
4.2	Das Dilemma des sprachlichen Nominalismus	28
4.3	Ausweg aus dem nominalistischen Dilemma	30
4.4	Exkurs: Sprache und Wirklichkeit	32
5	**Nosologie**	**34**
5.1	Für und Wider einer psychiatrischen Nosologie	34
5.2	Erstellen einer Klassifikation	35
5.3	Definition von Diagnosen	37
5.4	Homogenität einer diagnostisch einheitlichen Population	39
5.5	Kategoriale oder dimensionale Diagnostik	42

6	**„Erklären" in der Psychiatrie**	45
6.1	Somatische und psychische Kausalität	45
6.2	Das H-O-Schema wissenschaftlicher Erklärung in der Psychiatrie	47
7	**Die Funktion der Sprache in der Psychoanalyse**	50
7.1	Die Bedeutung der Sprache für die Psychoanalyse	50
7.2	Mängel des psychoanalytischen Sprachgebrauchs	51
7.3	Rettung der Metapsychologie	54

Sachverzeichnis 59

1 Die Sprache der Psychiatrie: Sonderfall einer Fachsprache

Niels Bohr soll einmal von der Physik gesagt haben: „Physik besteht darin, daß man mit mangelhaften Messungen, mit nichtkonsistenter Theorie und mit fragwürdigen mathematischen Methoden arbeitet und dennoch vorankommt" (Grün 1985). Auf die Psychiatrie abgewandelt lautet dieses Diktum: „Psychiatrie besteht darin, daß man mit unzureichender Beobachtung, mit nicht-konsistenter Theorie und mit fragwürdigen sprachlichen Begriffen arbeitet und dennoch vorankommt". Daß die Sprache der Psychiatrie mangelhaft und fragwürdig ist, kann nicht bezweifelt werden. Physiker oder die Vertreter anderer medizinischer Disziplinen sind sich meist zumindest über das einig, was sie beobachten. Vielleicht widersprechen sie sich dann in den Schlüssen, die sie aus den Beobachtungen ziehen.

Psychiater sind sich oft nicht einmal über die Beobachtungen einig. Das kann an der Sache liegen oder an der Sprache. Es liegt an der Sache, wenn die beobachteten Objekte so geheimnisvoll und entrückt oder so wandelbar und schillernd sind, daß jeder etwas anderes sieht. Wenn aber ein Beobachter ein histologisches Präparat von einem Muskel als „Herzmuskel", ein anderer das gleiche Präparat als „Skelettmuskel" bezeichnet, muß das ein Unterschied in der Definition und somit der Sprache sein. Beide sehen das gleiche, aber sie benennen es unterschiedlich. Einer der beiden hat unscharfe Definitionen von „Herzmuskel" und „Skelettmuskel", oder sie haben beide scharfe Definitionen, einer hat aber eine Privatsprache und hält sich nicht an die übliche Bedeutung der Wörter. Ähnlich, wenn einer eine Leberzirrhose als bindegewebige Hyperplasie, der andere als Untergang von Leberparenchym bezeichnet. Die Bewertung und damit auch die Definition ist verschieden.

In der Psychiatrie beeinflußt und verändert der Beobachter oft das beobachtete Objekt, der Patient (das beobachtete Objekt) richtet seine Angaben nach den Reaktionen des Untersuchers. Unterschiedliche Auffassungen zweier Beobachter können also auf unterschiedliche Beobachtungen zurückgehen und somit sachlich sein. Oft sind aber psychiatrische Begriffe auch unscharf definiert, oder die psychologische Situation eines Patienten wird unterschiedlich bewertet. Diese Unterschiede sind sprachlich. In den Realwissenschaften und in der inneren Medizin werden sprachliche Unterschiede durch Konvention bereinigt und ausgeglichen. Weshalb nicht auch in der Psychiatrie? Venöses Blut könnte als „Blut, das zum Herzen fließt" definiert werden. Man hat sich aber geeinigt, als „venös" das Blut zu bezeichnen, dessen Hämoglobin zu 50 oder noch mehr Prozent reduziert ist. Somit enthält die Lungenarterie venöses Blut. Weshalb kann man sich in der Psychiatrie nicht in analoger Weise auf eine einzige Definition eines Begriffes einigen? Offenbar liegen im Fall der Psychiatrie einer sprachlichen Konvention besondere Hindernisse im Weg. „The two most important problems in contemporary philosophy are the relationsship between language and reality, and the nature of human action." (Searle 1979). Auch für die Psychiatrie ist die Beziehung von Sprache und Wirklichkeit ein Grundproblem.

1.1 Arten von Aussagen

Man kann mit der Sprache vieles tun. Man kann befehlen, bitten, fragen, beschimpfen, klagen . . . Man kann auch eine Aussage machen.

Es gibt verschiedene Arten von Aussagen:

1) Aussagen, die einen nachprüfbaren Sachverhalt beschreiben: „Am 1. Januar 1950 schneite es in Zürich" ist eine Ausage, die wahr oder falsch sein kann.

2) Unsinnige Aussagen: „Cäsar ist und" (Carnap 1931) ist eine unverständliche Aussage. Sie widerspricht den Regeln der Syntax. Auch „Cäsar ist eine Primzahl" ist syntaktisch nicht korrekt, weil „Primzahl" zur Kategorie der Prädikate gehört, die sich nur von Zahlen aussagen lassen.

3) Aussagen ohne Bedeutung: „Die Worte ‚der von der Erde am weitesten entfernte Himmelskörper' haben einen Sinn; ob sie aber auch eine Bedeutung haben, ist sehr zweifelhaft" (Frege 1862).

4) Aussagen können paradoxerweise auch benutzt werden, um nichtverbal miteinander zu kommunizieren. Der Wahrheitswert solcher Aussagen ist irrelevant. „Da sitzen Fünfe, und vier davon befinden sich wie unter den Deckel eines Topfes gezwängt, den sie bei jeder winzigsten Pause der Redenden zu lüften versuchen. Aber – schwapp! da wird er wieder niedergedrückt, denn sie spricht weiter. Und die vier hören überhaupt nicht zu, obwohl sie wie gebannt auf die Sprechende hinsehen, denn sie lauern nur auf dieses eine: die Pause. Jetzt könnte sie kommen! Und man liegt im Anschlag" (Doderer 1956).

5) „Über mein Bett erhebt sich ein Baum, Drin singt die junge Nachtigall . . ." (Heine o. J.). Diese Aussage ist unvollständig. Die Photographie (wäre sie damals möglich gewesen) zeigt: Den Baum, die Nachtigall (klein), das Nachbarhaus, den Hund des Nachbarn auf der Straße (groß) und die Straßenlaterne. Heine hat willkürlich zwei eher nebensächliche Elemente herausgegriffen und die auffällige Dogge, das Nachbarhaus, die Laterne und die Straße einfach weggeschnitten.

6) „Da verwandelte sich Auroras Haar in einen Flammenwirbel, die entferntesten Kometen kamen herbeigeeilt, um mit ihrem weißglühenden Schweif die Hitze dieser Glut zu erhöhen" (Leiris 1979).

Lautréamont über sich selber: „Ich bin schmutzig. Die Läuse zerfressen mich. Die Schweine erbrechen sich bei meinem Anblick. Der Schorf und der Aussatz der Lepra haben meine von gelblichem Eiter bedeckte Haut in Schuppen verwandelt. Ich kenne weder das Wasser der Ströme noch den Tau der Wolken. Auf meinem Nacken wächst, wie auf einem Misthaufen, ein ungeheurer Pilz mit Dolden tragenden Blumenstielen".

Diese beiden Aussagen sind sicher unrichtig. Niemand hat einen Pilz im Nacken und erst noch mit Dolden tragenden Blumenstielen. Auch können auf keinen Fall die entferntesten Kometen herangeeilt kommen. Und dennoch werden Leiris und Lautréamont gelesen. Ihre Aussagen wecken im Leser eine Anmutung.

7) Wissenschaftliche Texte hingegen, also auch psychiatrische, sollen nicht Anmutungen wecken, nicht eine eigene, künstliche Wirklichkeit errichten, nicht emotionale zwischenmenschliche Beziehungen fördern, sondern sie sollen allgemeingültige Aussagen über erfahrbare Sachverhalte machen.

1.2 Psychiatrische Aussagen

Welcher Art sind die Aussagen, die in der klinischen Psychiatrie gemacht werden?
1) Zum Teil sind es wissenschaftliche Aussagen über Sachverhalte, die jederzeit durch Beobachtung nachgeprüft und dadurch verifiziert oder falsifiziert werden können. So die Aussage: „Eine Gewichtszunahme ist eine recht häufige Nebenwirkung der Lithiumbehandlung" (Schou 1980).

2) Zu einem anderen Teil muß sich die klinische Psychiatrie mit intrapsychischen Ereignissen befassen und darüber Aussagen machen. Sind intrapsychische Ereignisse Sachverhalte wie „Muskelaktionspotential" oder „Chlorpromazinikterus"?

Die klinische Psychiatrie benutzt eine große Zahl von Ausdrücken, die intrapsychische Ereignisse bezeichnen (sollen): Affekt, Aggression, Alkoholrausch, Angst, Antrieb, Autismus, Besonnenheit, Bewußtsein, Denkstörung, Depersonalisation, Depression, Drang, Drogenabhängigkeit... Sie kann auf diese Bezeichnungen nicht verzichten. Ist „Depression" ein Sachverhalt gleicher Art wie „Aortenruptur" oder „Antrieb" gleich wie „dopaminerger Agonist"?

Die Aortenruptur kann man auf dem Seziertisch sehen. Den dopaminergen Agonisten erschließt man aus demonstrierbaren pharmakologischen Experimenten. Die depressive Stimmung kann man weder sehen noch je experimentell erschließen. Wie erkennt man also eine Depression? Offenbar oder scheinbar indem man von eigenen gelegentlichen subdepressiven Verstimmungen auf den intrapsychischen Zustand einer anderen Person schließt. Russell hat diesen Schluß in allgemeiner Formulierung so beschrieben:

„Aus subjektiver Beobachtung weiß ich, daß A ein Gedanke oder ein Gefühl ist und B verursacht, und daß B eine körperliche Handlung ist, z. B. eine Behauptung. Ich weiß auch, daß, so oft B eine Handlung meines eigenen Körpers ist, A ihre Ursache ist. Nun beobachte ich eine Handlung der Art B an einem Körper, der nicht der meine ist... Ich schließe daher, daß ein A vorhanden gewesen ist... Aus diesem Grunde schließe ich, daß auch anderer Menschen Körper mit einem Seelenleben verbunden sind, das dem meinen etwa in dem Maße ähnelt, wie ihr körperliches Verhalten meinem eigenen ähnelt". Das ist das Analogiemodell. Wenn es zutrifft, können wir auf intrapsychische Ereignisse anderer Personen schließen, wie wir aus der Länge des Quecksilberfadens auf die Temperatur schließen.

Giegel erwähnt vier Formen der Kritik am Analogiemodell:
1) Die induktive Basis (das eigene Erleben) ist zu schmal, um daraus allgemeingültige Aussagen abzuleiten.

2) Die Bedeutung einer Aussage über die eigene Befindlichkeit kann nur mit Hilfe eines Gesetzes intersubjektiv festgelegt werden, das aus eben dieser Aussage über die eigene Befindlichkeit abgeleitet wurde. Meine Aussage „Ich habe Schmerzen" hat nur dann eine Bedeutung, wenn es ein Gesetz gibt: „Immer wenn ich sage, ‚Ich habe Schmerzen', dann habe ich Schmerzen". Das Analogiemodell enthält einen Zirkelschluß, indem die Bedeutung einer Aussage aus dieser gleichen Aussage hervorgehen muß.

3) Ich soll mir nach den Schmerzen, die ich fühle, Schmerzen bei einem anderen vorstellen, die ich nicht fühle. „Nun ist aber in meiner Vorstellung das Haben von

Schmerzen immer ein ‚ich habe' . . . Solange das Analogiemodell nicht erklären kann, wie wir zum Verständnis eines Ausdrucks wie ‚Er hat Schmerzen' gelangen können, bleibt das Verfahren, mit dem wir auf die seelischen Ereignisse eines anderen schließen, bodenlos" (Giegel 1969).

4) Das Analogiemodell erlaubt aber nicht einmal den Ausdruck „ich habe Schmerzen". Da Schmerzen ein privates Ereignis sind, das nur ich erfahren kann, und da mir private Ereignisse bei anderen nicht zugänglich sind, ist es sinnlos zu sagen, daß *ich* Schmerzen habe. Man kann höchstens, ohne ein Subjekt zu nennen, sagen: Es gibt Schmerzen.

„Ein anderer Einwand (‚Wurm-Einwand') . . . argumentiert etwa so: in der Aussage ‚dieses Tier hat Bewußtsein' muß doch mehr liegen als in der bloßen Angabe, das Tier zeige bei bestimmten Reizen bestimmte, beobachtbare Reaktionen; denn jene Aussage hat Einfluß auf mein Handeln, wenn ich weiß, daß der Wurm Schmerz fühlt, so trete ich ihn nicht . . . Aber dieses Mehr ist . . . nur eine Gegenstandsvorstellung, nämlich die der Schmerzempfindung; in diesem Fall liegt also eine Einfühlung vor. Einfühlung ist nicht Erkenntnis, gibt nichts an theoretischem Gehalt . . . Diese Thesen ‚A verhält sich nur so, als ob er Bewußtsein hätte; in Wirklichkeit hat er keins' und ‚A hat wirklich Bewußtsein' sind also nur Scheinthesen, es sind nicht Aussagen (im theoretischen Sinne), man kann hier nicht mit ‚wahr' und ‚falsch' urteilen" (Carnap 1966). Hier werden also sinnvolle Aussagen über Einfühlung – und nur durch Einfühlung erkennen wir fremdpsychische Ereignisse – überhaupt geleugnet.

Ähnlich Wittgenstein (1971): „Angenommen, es hätte Jeder eine Schachtel, darin wäre etwas, was wir ‚Käfer' nennen. Niemand kann je in die Schachtel der Andern schaun; und Jeder sagt, er wisse nur vom Anblick *seines* Käfers, was ein Käfer ist. – Da könnte es ja sein, daß Jeder ein anderes Ding in seiner Schachtel hätte . . . die Schachtel könnte auch leer sein". Jedenfalls: „Wenn man sich den Schmerz des Andern nach dem Vorbild des eigenen vorstellen muß, dann ist das keine so leichte Sache: da ich mir nach den Schmerzen, die ich fühle, Schmerzen vorstellen soll, die ich nicht fühle" (Wittgenstein 1971).

Die ausführliche Diskussion Wittgensteins über eigene und fremde Schmerzen deutet darauf hin, daß bei der Beschreibung intrapsychischer Sachverhalte sprachliche Schwierigkeiten auftauchen können. Jedenfalls müssen sprachliche Aussagen über solche Sachverhalte besonders sorgfältig formuliert werden. Es besteht die Gefahr, daß psychiatrische Aussagen sachlich unrichtig sind, aber dennoch akzeptiert werden, weil sie wie die Texte von Leiris und Lautréamont eine Anmutung enthalten. Eine geglückte Metapher (der Pilz im Nacken) kann an Erfahrungen erinnern (hier die Erfahrung des Abscheus), die man selber noch nicht sprachlich formulieren konnte. Eine solche Metapher, die aus der eigenen sprachlichen Unfähigkeit heraushilft, wird deshalb gern übernommen und für die Beschreibung des Sachverhaltes selbst gehalten. Eine Metapher ist aber keine Beschreibung des wirklichen Sachverhaltes. Auch Angaben wie „endogene Depression" (deprimere = niederdrücken), „psychische Abhängigkeit", „Spaltung" sind Metaphern.

Intrapsychische Ereignisse eines Andern sich vorzustellen, das ist „keine so leichte Sache". Die klinische Psychiatrie stützt aber Diagnose und Therapie auf solche intrapsychischen Ereignisse. Die Sachverhalte, die die klinische Psychiatrie untersucht, können nicht ohne weiteres den Sachverhalten gleichgestellt werden, die sich andere medizinische und biologische Wissenschaften vornehmen. Möglicherweise sind viele psychiatrische Sachverhalte anderer Art. Wenn sie das sind, kann man darüber auch nicht in gleicher Weise Aussagen machen wie über „Aortenruptur" oder „Muskelaktionspotential". Man kann zwar den Clorpromazinikterus beschreiben, aber nicht in gleicher Weise eine Depression. Das Parkinsonsyndrom als Folge einer Therapie mit Neuroleptika ist etwas grundsätzlich anderes als die antipsychotische Wirkung. Die Sprache der klinischen Psychiatrie, weil sie subjektive Sachverhalte beschreibt, ist anders als die Sprache anderer Wissenschaften.

1.3 Exkurs: The ghost in the machine (Ryle)

Was unterscheidet eine vernünftige und bedacht handelnde Person von einem Idioten, einem Kind, einem Tier oder einer Maschine? Der vernünftige Mensch hat einen Geist, einen Willen (oder wie man das immer nennen will), der seine körperlichen Aktionen auslöst und steuert. Dieser Geist ist immateriell, vom Körper unabhängig und kann nur von anderen Geistern erkannt werden. Das ist der Mythos vom „Gespenst (Geist, ghost) in der Maschine". Dieser Mythos – so Ryle – ist ganz und gar falsch, er beruht auf einem grundsätzlichen Irrtum, auf einer Verwechslung von Kategorien. Die Universität von Oxford ist nicht etwas, das neben den Colleges, Sportplätzen, Museen, Laboratorien und Verwaltungsgebäuden selbständig und separat besteht. Im Fußballelf hat es Stürmer, Verteidiger, einen Torhüter, aber den Mannschaftsgeist entwickeln kann man nicht außerdem. Die Disposition, ein Zigarettenraucher zu sein, kann der Episode, eben jetzt eine Zigarette zu rauchen, nicht gleichgesetzt werden, der Zigarettenraucher raucht zuweilen auch nicht. Wer die Universität zusätzlich zu den einzelnen Instituten sucht, wer neben dem Fußballspielen noch die Entwicklung des Mannschaftsgeistes sehen will, wer jeden, der eine Zigarette im Mund hat, als Zigarettenraucher bezeichnet, verwechselt die Kategorien. Und auch der Geist, der Wille, die Vernunft, die Seele als separate Wesenheit sind nach Ryle Folgen der Verwechslung der Kategorie „Dispositionsprädikate" mit der Kategorie „episodische Prädikate". Ich will einmal das und einmal jenes, also habe ich einen Willen. Ich handle zielgerecht und realitätsangepaßt, also besitze ich eine Vernunft, ich habe Gefühle und Empfindungen, das ist die Seele, und als denkendes Wesen habe ich auch einen Geist. Wille, Vernunft, Seele und Geist sind gleichsam eigene, anthropomorphe Wesenheiten, Personen in der Person, Homunculi in mir drin, die miteinander diskutieren, sich befehden oder sich einigen können. Zudem führt die Annahme eines Geistes oder Willens zu einem unendlichen Regreß, da der Geist seinerseits von einem Geist geleitet, der Wille von einem anderen Willen gewollt sein muß.

Schließt man sich Ryle an, um dem „Gespenst in der Maschine" zu entgehen: kann man dann überhaupt noch über seelische Vorgänge sprechen, und wie kann man darüber sprechen? Handelt es sich dabei vielleicht gesamthaft um mißglückte Äußerungen von der Art „der gegenwärtige König von Frankreich ist kahlköpfig"? Ryle selber hält sich in dieser Frage zurück, er neigt zwar einem Behaviorismus zu, will sich aber nicht festlegen. Es sei nicht seine Aufgabe, „der Methodologie der Psychologie weiterzuhelfen oder die besonderen Hypothesen dieser oder jener Wissenschaft zu erörtern".

Er will nur zeigen und zeigt es auch, wie gefährlich es ist, über seelische Vorgänge zu sprechen, wie leicht man dabei in eine sprachliche Falle, auf einen sprachlichen Holzweg gerät. Einmal in der Falle, kann man sich ausführlich über den Willen, den Verstand, das Ich auslassen und bemerkt den grundlegenden Irrtum nicht mehr. Die Umgangssprache, aus der die psychiatrische Fachsprache abgeleitet werden muß, ist zur Beschreibung seelischer Ereignisse wenig geeignet. In keinem anderen Wissensbereich ist die Gefahr von Täuschungen, „die durch den Sprachgebrauch über die Beziehungen der Begriffe oft fast unvermeidlich entstehen" (Frege 1879), ist die „Verhexung unsres Verstandes durch die Mittel unserer Sprache" (Wittgenstein 1971) so nahe. Psychiatrische Probleme muß man zuerst daraufhin untersuchen, ob sie nicht aus einer falschen Verwendung der Sprache entstanden sind.

1.4 Wie kommt eine psychiatrische Aussage zustande?

„Der Weg der psychiatrischen Diagnostik ist grundsätzlich der gleiche wie in der Medizin überhaupt . . . :
- Er beginnt mit dem Sammeln von Informationen über den Kranken und der Identifikation von Krankheitszeichen oder Symptomen.
- Die zweite Aufgabe besteht im Sichten und Abwägen dieser Information. Es gilt, ihren Bedeutungsgehalt zu erfassen, ebenso den eventuellen Zusammenhang einzelner Symptome untereinander.
- Der dritte Schritt bedeutet den Vergleich der beim Kranken registrierten Symptome mit den bekannten Krankheitsbildern der Psychiatrie" (Kind 1973).

Dieses Vorgehen ist didaktisch zweckmäßig. Es ruht aber auf einigen Prämissen, die nicht explizit erwähnt und deren Berechtigung nicht diskutiert wird. Die Methodenlehre muß deshalb einiges dagegen einwenden. Die Voraussetzungen werden deutlich, wenn man die drei Schritte ausführlicher beschreibt:

1) Der Weg der herkömmlichen Diagnostik beginnt mit dem Sammeln von Informationen und der Identifikation von Symptomen. Es besteht also ganz unabhängig vom Beobachter eine Wirklichkeit (der kranke Mensch), die wir beobachten und beschreiben können. Neben den Symptomen, die wir identifizieren, beobachten wir allerdings an bestimmten Patienten noch sehr viel mehr. Da aber nur die Krankheitssymptome interessieren, sammeln wir nur diese Informationen und vernachlässigen alles übrige. Offenbar läßt sich am Patienten selber, also ganz objektiv feststellen, welche beobachteten Merkmale krankhaft und welche nicht krankhaft sind. Die krankhaften Merkmale tragen wohl alle ein gemeinsames Zeichen (z. B. ein „S"), das erlaubt, sie sogleich als Symptome zu erkennen und aus der Menge der übrigen Merkmale herauszuheben. Die Symptome bezeichnen wir dann im Prozeß der Identifikation mit einem Begriff der Fachsprache. Damit wollen wir aber nur Weitläufigkeit vermeiden, denn ein Begriff der Fachsprache verweist auf eine erstmalige, weitläufige Beschreibung und Definition, die in der Literatur niedergelegt ist und als allgemein bekannt vorausgesetzt wird, und die wir nicht zu wiederholen brauchen.

2) Nachdem wir die Symptome gesammelt haben, sichten wir sie, stellen sie zu Gruppen zusammen und heben die wichtigsten hervor. Auch dieses Sichten und Abwä-

gen der Information stützt sich offenbar auf objektive Kriterien: Es haftet den Symptomen ein weiteres Zusatzmerkmal an (z. B. eine Benotung von 1 bis 5), das die Symptome als bedeutungsvoll oder weniger bedeutungsvoll ausweist. Auf Grund der Benotung können wir dann den Bedeutungsgehalt der Symptome erfassen.

3) In einem dritten Schritt vergleichen wir die registrierten und gesichteten Symptome mit bekannten Krankheitsbildern. Also erst jetzt, bei diesem dritten Schritt, benützen wir unser psychiatrisches Lehrbuch- und Literaturwissen. Die Benennung der Symptome mit Begriffen der Fachsprache im ersten Schritt war nur eine Abkürzung, eine Vermeidung von Weitläufigkeit, ein Verweis auf eine weitläufige Beschreibung, die ein anderer vor uns machte. Notwendig war die Benennung, dieser Verweis nicht, wir hätten die weitläufige Beschreibung auch selber geben können. Erst beim dritten Schritt ist psychiatrisches Vorwissen notwendig. Erst jetzt müssen wir Beobachtetes mit Bekanntem vergleichen. Der erste und zweite Schritt hingegen waren bloß Beschreibung von Beobachtungen.

Die implizite und linguistisch unrichtige Voraussetzung dieses Vorgehens und damit des gesamten Weges der psychiatrischen Diagnostik ist die Annahme, es bestehe eine Wirklichkeit unabhängig von unserer Sprache und unserem Vorwissen, eine Wirklichkeit, die wir zunächst durch Beobachtung quasi photographisch in unserem Kopf und dann in unserer Sprache abbilden. Wie fragwürdig dieses Vorgehen ist, wird zuerst bei der Unterscheidung der Symptome von anderen, nicht krankhaften Merkmalen offenbar. Woran erkennen wir ein Merkmal als krankhaft, als Symptom? Doch nicht durch ein Zeichen, die Symptome haben keine Etikette mit einem „S". Die Unterscheidung krankhafter und nicht krankhafter Merkmale erfolgt durch ein Vorwissen, das wir vor der Beobachtung des Patienten erworben haben. Aber nicht nur die Identifikation von Merkmalen als Symptome beruht auf einem Vorwissen, sondern bereits das Erkennen der Merkmale. Wie wir eine sinnliche Erfahrung gliedern und einteilen ist nicht unmittelbare Erfahrung sondern wiederum Vorwissen. Die Wirklichkeit einer krankhaften Person, die wir unmittelbar zu erfahren glauben, ist abhängig von unserem Vorwissen, also von der psychiatrischen Sprache.

1.5 Zurückweisung des sprachlichen Realismus

Die Auffassung, man könne am Patienten zunächst die Symptome erkennen und diese Symptome dann benennen und gewichten, ist naiver sprachlicher Realismus.

Der sprachliche Realismus ist „die Behauptung, Satzstücken (also vor allem Wörtern) entsprächen ‚in der Welt' eindeutig Weltstücke". Dem sprachlichen Nominalismus hingegen „gewänne die Welt eine Gliederung überhaupt erst durch sprachliche Unterscheidungen, d. h. die Behauptung lautet nun, daß die Welt ‚an sich' und das soll heißen: ohne sprachliche Zugriffe, ungegliedert sei" (Mittelstrass 1974). Realistisch ist also die Behauptung, einer Symptombenennung entspreche ein Krankheitssymptom am Patienten, nominalistisch die Meinung, mit der Symptombenennung trennten wir aus dem gesamten Verhalten einer Person willkürlich einen einzelnen Aspekt ab.

Dem sprachlichen Realismus liegt die Isomorphie- oder Abbildtheorie zugrunde, wie sie der junge Wittgenstein im „Tractatus logico-philosophicus" (1918) vertrat: „Wir machen uns Bilder der Tatsachen" und „das Bild ist ein Modell der Wirklichkeit", wobei die Isomorphie darin besteht, daß Bild und Wirklichkeit die gleiche Struktur haben. In den folgenden Jahrzehnten änderte Wittgenstein seine Ansicht grundsätzlich. Das zentrale Thema der „Philosophischen Untersuchungen" (1945–49) ist die Überwindung eben dieser Isomorphietheorie: „Die Bedeutung eines Wortes ist sein Gebrauch in der Sprache". „Man wird wohl nicht fehlgehen in der Behauptung, daß Wittgenstein in seiner Spätphase den Gedanken von Sachverhalten, die unabhängig von der Sprache existieren, als eine metaphysische Fiktion erkannt und preisgegeben hat" (Stegmüller 1976).

Diese Wende im Denken Wittgensteins leitet eine Wende in der gesamten Wissenschaftstheorie ein. Das Ziel des Empirismus der 20er und 30er Jahre war eine formalisierte Universalsprache. Diese Sprache wird nach präzisen Syntaxregeln aufgebaut, ist also in sich widerspruchsfrei und verunmöglicht sinnlose (Schein-) Aussagen, d. h. sämtliche Aussagen in dieser Sprache sind bestätigungsfähig. Alles, „was jenseits des Sachhaltigen liegt, muß unbedingt als sinnlos angesehen werden; eine (scheinbare) Aussage, die grundsätzlich nicht durch ein Erlebnis fundiert werden könnte und daher nicht sachhaltig wäre, würde gar keinen auch nur denkbaren Sachverhalt zum Ausdruck bringen, also gar keine Aussage sein, sondern ein bloßes Konglomerat sinnloser Striche oder Geräusche" (Carnap 1966). Es gibt nur *eine* Sprache und *eine* Wissenschaft: in dieser Sprache kann die ganze Welt beschrieben werden. Der logische Aufbau dieser Sprache ist deshalb auch „der logische Aufbau der Welt" (Carnap 1928). Diese eine formalisierte Sprache ist so umfassend, daß in ihr alle Erfahrungen abgebildet werden können, und sie ist so eng, daß nur, was prinzipiell erfahrbar ist, in ihr ausgedrückt werden kann. Es handelt sich um eine Sprache, die ganz der Erfahrung angemessen ist, also um einen sprachlichen Realismus. Die Konstruktionsregeln der Sprache anzugeben ist Aufgabe der Semiotik, der Theorie der (sprachlichen) Zeichen.

Die Semiotik zerfällt nach Morris in die drei Unterdisziplinen Syntaktik (die logisch-grammatikalische Struktur der Sprache), Semantik (die Beziehung eines Zeichens oder Wortes zum bezeichneten Objekt) und Pragmatik (die Beziehung der Zeichen zu ihren Interpreten, also die Verwendung der Zeichen und Wörter). Diese Einteilung setzt eine realistische Sprachtheorie voraus. Nur der sprachliche Realismus kann von der praktischen Verwendung der Sprache durch Sprecher und Hörer absehen und reine Semantik betreiben. Eine nominalistische Theorie ist immer auch pragmatisch, weil sich die Bedeutung eines Wortes erst aus seiner Anwendung ergibt.

Eingeleitet durch Wittgensteins „Philosophische Untersuchungen" ist seit Mitte der 50er Jahre eine Abwendung von rein semantischen Untersuchungen der Sprache und eine vermehrte Berücksichtigung der Pragmatik festzustellen, also ein Ersatz der realistischen Theorie durch eine nominalistische („linguistic turn"). Mit dieser Entwicklung ist auch eine Abkehr von der Idee einer formalisierten Universalsprache verbunden. Anstelle der Universalsprache ist die Umgangssprache Objekt sprachtheoretischer Untersuchungen geworden (ordinary-language-philosophy). Eine realistische, rein semantische Sprachtheorie läßt sich heute nicht mehr vertreten.

„Ein Bild hielt uns gefangen. Und heraus konnten wir nicht, denn es lag in unserer Sprache, und sie schien es uns nur unerbittlich zu wiederholen". „Man kann für eine große Klasse von Fällen der Benützung des Wortes ‚Bedeutung' – wenn auch nicht für alle Fälle seiner Benützung – dieses Wort so erklären: Die Bedeutung eines Wortes ist sein Gebrauch in der Sprache". „Den Begriff ‚Schmerz' hast du mit der Sprache gelernt" (Wittgenstein 1971). Und selbstverständlich nicht nur „Schmerz", sondern auch „Freude", „Lust", „Hunger", „Depression", „Affekt", „Denken", „Denkstörung" usw. „We dissect nature along lines laid down by our native languages. The categories and types that we isolate from the world of phenomena we do not find there because they stare every observer in the face; on the contrary, the world is presented in a kaleidoscopic flux of impressions which has to be organized by our minds – and this means largely by the linguistic system in our minds". Das ist das „linguistische Relativitätsprinzip" von Whorf. Die Welt ist eine ungeformte, chaotische Masse. Die Sprache zerschneidet diese Welt und ordnet sie in einem Begriffssystem. „Die Weltansicht hängt von der Sprache ab; die Interpretationsformen der Erfahrung sind sprachlich vermittelt" (Kutschera 1975). Eine realistische semantische Theorie der Sprache leidet „unheilbar daran, daß sie nicht erklären kann, wie die Welt ohne sprachliche Unterscheidungen aussäh, ... auch die Behauptung, eine Verläßlichkeit sprachlicher Unterscheidungen gründe in einer Verläßlichkeit der Welt ‚vermag' nicht anders über dieses Verläßliche zu sprechen als mit Hilfe eben jener Unterscheidungen. Sowohl die ‚realistische' Behauptung über die Zuordnung von Welt und Sprache als auch die eingeschränkt ‚realistische' Behauptung, daß Verläßlichkeit in erster Linie eine Beschaffenheit der Welt selbst und nicht unserer Unterscheidungen sei, sind damit aber tautologisch" (Mittelstrass 1974). Wenn die Sprache mit der Welt isomorph ist (sprachlicher Realismus), ist dann der metasprachliche Satz, der eben diese Beziehung feststellt, auch mit einem realen Sachverhalt (der isomorphen Beziehung von Welt und Sprache) isomorph? Wie könnte er das sein, da er zwar über die Objektsprache, nicht mehr aber über die Welt etwas aussagen kann. Jeder Versuch, die Gliederung der Wirklichkeit unabhängig von einer sprachlichen Gliederung zu beschreiben, ist wiederum ein sprachliches (metasprachliches) Unternehmen. Deshalb muß man den semantischen sprachlichen Realismus, auch den der Psychiatrie, ablehnen und von der nominalistischen These ausgehen: „Die Sprache ist die Basis aller Unterscheidungssysteme" (Mittelstrass 1974).

Der logische Empirismus und die neue linguistische Richtung haben das gleiche Ziel: Klärung der Sprache, um dadurch Denkfehler zu vermeiden. Gemeinsam ist beiden Richtungen die Überzeugung, die Sprache verhexe den Verstand (Wittgenstein 1971), sie verführe zu unrichtigen Annahmen, zu Scheinproblemen (Carnap 1966) und zu Diskussionen um leere Begriffe. Der logische Empirismus versucht dieser Gefahr auszuweichen, indem er eine Sprache schafft, die der Erfahrung angemessen ist und in der nur wirkliche Sachverhalte und keine Scheinprobleme ausgedrückt werden können. Die linguistische Richtung hingegen untersucht den Sprachgebrauch: Wie wird eine Sprache angewendet, wo schleichen sich Mißverständnisse und Doppeldeutigkeiten ein? Objekt solcher Untersuchungen ist die Sprache selber und nicht mehr wie im logischen Empirismus die Art und Weise der Abbildung bestehender Sachverhalte durch eine Sprache. Welche Sprache wird nun von der neuen linguistischen Richtung untersucht? Wer ein Objekt untersuchen will kann sich dieses Objekt nicht selber schaffen, es muß ihm gegeben werden, er muß es vorfinden. Die linguistische Richtung muß sich also an bestehende, natürliche, „normale" (Savigny 1974) Sprachen halten, vorzugsweise an die Umgangssprache (ordinary language philosophy). „Umgangssprache", „normale Sprache" sind allerdings unscharfe Begriffe, und es scheint zunächst zweifelhaft, ob man darüber in allgemeingültiger Weise sprechen kann. Doch ist bereits diese Angabe der Unschärfe eine erste Aussage. „Umgangssprachliche Prädikate haben einen gewissen Vagheitsspielraum, sie sind offen oder porös, wie man auch gesagt hat. Wenn sie für wohlbestimmte Begriffe stünden, dürfte es nicht sein, daß es in ihrem Definitionsbereich Gegenstände gibt, denen man das Prädikat mit ebensoviel Recht zu- wie absprechen kann" (Kutschera 1975).

Eine normale, natürliche Sprache ist etwas, das gebraucht wird (Sprachgebrauch), gebraucht im Alltag, im gewöhnlichen oder auch in einem wissenschaftlichen oder technischen Alltag. Das Wesentliche der Sprache ist ihr Gebrauch. Die Sprache ist somit ein Verhalten, eine Tätigkeit. Man tut etwas, indem man spricht, eben sprechen. „Sprechen" kann sehr vieles beinhalten: Befehlen, beschreiben, berichten, Vermutungen anstellen, eine Geschichte erfinden, Theater spielen, einen Reigen singen, bitten, danken, fluchen, grüßen, beten (Wittgenstein 1971). „Mit Fragesätzen können wir nicht nur fragen, sondern z. B. auch bezweifeln, bitten, befehlen, . . . ausrufen . . . und behaupten . . . ; mit Befehlssätzen kann man nicht nur befehlen, sondern auch wünschen, vorschreiben, empfehlen, anleiten, bitten, appellieren und fragen" (Kutschera 1975). Das Sprechen ist ein Akt; auf dieser Feststellung gründet die Theorie der Sprechakte von Austin. Austin unterscheidet: (1) Die reine Aussage eines Satzes, die Proposition, er nennt sie lokutionär. „Hannibal ad portas" bedeutet, daß Hannibal vor den Toren steht. (2) Den Akt, der mit dem Sprechen vollzogen wird (warnen, auffordern, erklären, aussagen usw.) als den illokutionären Teil des Sprachaktes. Wenn Cicero ruft „Hannibal ad portas", ist das mehr als nur eine Feststellung. (3) Die Veränderung, die im Hörer und Empfänger durch den Sprechakt hervorgerufen wird (Veränderungen des Handels, der Gefühle, des Denkens usw.). Sie ist perlokutionär. Die Angst der Römer, die von Hannibal bedrängt werden, ist also perlokutionär. Diese Dreiteilung trifft sich nicht mit der von Morris (syntaktisch, semantisch, pragmatisch), denn Sprechakte kann man nur im pragmatischen Kontext abhandeln.

Sätzen, in denen sich ein Handeln oder Tun realisiert, nennt Austin auch performative Äußerungen. Sofern das Handeln oder Tun noch ausdrücklich angegeben wird (ich verspreche dir . . . , ich warne dich . . .), spricht er von explizit performativen Äußerungen. Von diesen explizit performativen Äußerungen entwickelt er eine Theorie der Fehlschläge: „Zuerst das Wasser, dann die Säure", ist ein illokutionärer Akt, eine Warnung. „Ich warne dich: zuerst das Wasser, dann die Säure" ist ebenfalls ein illokutionärer Akt, zugleich aber mehr: eine explizit performative Äußerung, denn die Warnung ist ausdrücklich bezeichnet. Zudem ist es eine geglückte performative Äußerung, die Warnung ist berechtigt. Performative Äußerungen können aber auch nicht geglückt sein. „Ich beleidige dich" ist keine Beleidigung. „Ich korrigiere: Gibs schreibt sich nicht mit b" ist nur eine unvollständige Korrektur. „Ich verspreche zu kommen", habe aber gar nicht die Absicht, ist kein Versprechen. Das sind Beispiele nicht geglückter Äußerungen, es sind Fehlschläge. Die Theorie der Fehlschläge gilt nicht nur für explizit performative Äußerungen, sondern für illokutionäre Akte im allgemeinen (Savigny 1974). „Ich komme!" ist auch ein Versprechen, allerdings nicht explizit performativ. Wenn der Wille, tatsächlich zu kommen, dabei fehlt, ist es ein Fehlschlag eines illokutionären Aktes. Auch auf Aussagen über Sachverhalte, z. B. wissenschaftliche Aussagen läßt sich die Theorie der Fehlschläge anwenden.

„Der gegenwärtige König von Frankreich ist kahlköpfig" ist weder wahr noch falsch, sondern eine nicht geglückte Feststellung, ebenso „das mikroskopische Bild zeigt eine feine Granulation", wenn das Objekt gar nicht mikroskopisch untersucht wurde. Die Möglichkeit von Fehlschlägen ist das Kennzeichen der illokutionären Akte. Dementsprechend sind auch die Aussagen über wissenschaftliche Sachverhalte illokutionär, nichts unterscheidet sie grundsätzlich von anderen illokutionären Akten. Eine Aussage, auch eine wissenschaftliche, ist also jederzeit auch ein Akt, es wird mit dieser Aussage etwas getan (erklären, belehren, behaupten, unterrichten, informieren). Nach Austin müssen alle Sprechakte, auch die Aussagen über Sachverhalte, nach zwei Richtungen bewertet werden: (1) Wurde der Sprechakt richtig ausgeführt oder handelt es sich um einen Fehlschlag? (2) War der Sprecher zu diesem Sprechakt berechtigt? Die Antwort auf die erste Frage macht deutlich, ob es sich überhaupt um eine Äußerung handelt. Mißglückte Akte wie „der gegenwärtige König von Frankreich" sind keine eigentlichen Äußerungen. Und nur (geglückte) Äußerungen können wahr oder falsch sein. Die zweite Frage, die nach der Berechtigung des Sprechers, ist dann die Frage, ob eine Äußerung tatsächlich wahr oder falsch ist.

Die Untersuchungen der normalen Sprache haben zumindest eines gezeigt: Die Sprache ist eine menschliche Tätigkeit neben anderen Tätigkeiten. Sie soll etwas erreichen oder bewegen (erklären, darstellen, beeinflussen, überzeugen), sie ist Ausdruck einer Absicht und nicht eine Photographie der vorgefundenen Wirklichkeit. Eine realistische Theorie der Sprache als Abbild- oder Isomorphietheorie ist nicht haltbar.

Für den Weg der psychiatrischen Diagnosen bedeutet das: Bereits das Sammeln der Information und die Identifikation der Symptome ist nicht bloß rezeptiv, sondern ein sprachlicher Akt. Die Feststellung eines bestimmten Symptoms ist ein illokutionärer Akt, eine (primär) performative Äußerung. Sie setzt z. B. fest, daß der Untersuchte ein Patient, also krank ist. Sie akzeptiert ferner eine psychiatrische Tradition (etwa das Bleulersche Lehrbuch), die ein bestimmtes Vorgehen erfordert, wie Symptome aufsuchen – Diagnose – Therapie. Die Fehlschläge, die bei jedem Sprechakt möglich sind, auch bei der Benennung eines einzelnen psychiatrischen Symptoms, bleiben allerdings meist unberücksichtigt. So kann man über die psychische Energie nur dann etwas aussagen, z. B. ihr Potential sei reduziert, wenn es psychische Energie überhaupt gibt. Die Depersonalisation als Symptom ist eine Entfremdung wovon (ist eine depersonalisierte Person noch eine Person)?

Die Sprache der Psychiatrie muß selbstreflexiv werden und vom naiven sprachlichen Realismus einer Alltagssprache wegkommen. Zunächst wird sie dann als Antithese einem Nominalismus verfallen und die Realität psychischen Krankseins und psychischer Krankheiten auf eine bloße soziale, zeit- und kulturgebundene Konvention zurückführen. Dieser Konventionalismus ist allerdings nur der erste Schritt. Die praktische Ausübung der Psychiatrie zwingt zu einem zweiten Schritt: Auch der strikte sprachliche Nominalismus führt in ausweglose Schwierigkeiten und muß wieder verlassen werden. Die Schwierigkeiten zeigen sich beim Problem der nosologischen Krankheitseinheiten, am deutlichsten aber bereits bei der Frage, ob ein Patient, der ärztliche Hilfe sucht, nun krank sei oder nicht und ob er dementsprechend behandelt werden dürfe und müsse oder nicht. Der Ausweg aus dem nominalistischen Dilemma soll deshalb unten im Zusammenhang mit dem Krankheitsbegriff behandelt werden.

1.6 Basissätze

Wer bei einer Person ein Symptom registriert und benennt – zeitliche Desorientierung, Störung der Merkfähigkeit, Affektinkontinenz – vollzieht einen sprachlichen Akt. Er präjudiziert eine Diagnose und fordert damit ein bestimmtes therapeutisches Verhalten. Wenn die Aussage sprachlich möglich, der Akt also geglückt ist, wie stellen wir dann fest, ob sie auch sachlich richtig ist? Gewisse Sätze lassen sich ohne weiteres auf die Beobachtung zurückführen und werden deshalb allgemein anerkannt. Ob eine Veraguthsche Falte des Oberlides vorhanden ist, kann von jedermann sogleich festgestellt werden. Die meisten Aussagen müssen aber auf einfachere Sätze zurückgeführt werden. „Weitschweifiges Denken", „Autismus", „Zwang" müssen definiert und durch einfachere Aussagen erklärt werden. Einfach sind Aussagen dann, wenn sie sich unmittelbar an erfahrbaren Sachverhalten prüfen lassen. Solche Aussagen nennt man auch Basissätze. Die Prüfung von Aussagen an der unmittelbaren Erfahrung ist allerdings auch nicht problemlos. Dieses „Basisproblem" (Stegmüller 1976), die Diskussion um „Protokollsätze" (Reichenbach 1951) und „Konstatierungen" (Schlick 1938) ist Teil einer allgemeinen Wissenschaftstheorie, auf die hier nicht weiter eingegangen werden muß. Es genügt festzuhalten: Basissätze lassen sich durch Beobachtungen unmittelbar prüfen.

Kutschera (1972) nennt sie deshalb „Beobachtungssätze", Popper „Basic statements". „Basic statements" sind „statements asserting that an observable event is occuring in a certain individual region of space and time" (Popper 1968).

Allerdings ist in einem bestimmten Kontext nicht jeder Satz, der einen beobachtbaren Sachverhalt feststellt, als Basissatz brauchbar. Bemerkungen über das Wetter oder Feststellungen über die Sporenbildung des Adlerfarns sind im Prozeß einer psychiatrischen Diagnosebildung keine Basissätze. Basissätze sind nicht an sich, sie haben eine bestimmte Absicht, sie sind vom Kontext einer wissenschaftlichen Untersuchung abhängig (Kutschera 1972), sie werden gewählt, um eine Theorie zu testen (Popper 1963). Auch Basissätze sind somit Sprechakte mit einem illokutionären Anteil: Sie sollen beweisen, belegen, bestätigen. Das Konzept, der Kontext, die Theorie geht voran, entsprechend formulieren wir dann die Basissätze. Mit den Basissätzen greifen wir also aus dem endlosen Fluß der Erfahrungen einzelne Sachverhalte heraus und gliedern damit erst die erfahrbare Welt. Der linguistische Nominalismus wird somit durch die Notwendigkeit von Basissätzen nicht umgestoßen. Basissätze sind Aussagen wie andere Aussagen auch, eigentümlich ist ihnen nur, daß wir sie nicht auf andere, einfachere Aussagen zurückführen müssen oder können. Sie haben – immer im weiteren Kontext einer Theorie – ihre Bestätigung an sich selber.

Basissätze werden so gewählt, daß sie eine Aussage höherer Ordnung (Hypothese, Theorie) bestätigen oder widerlegen, z.B. die Dispositionsaussage „Der Patient Joseph B. konfabuliert". Diese Aussage geht auf die folgenden Basissätze zurück: „Bei der Untersuchung am 17.12.81 sagt Joseph B., der seit Jahren in einer psychiatrischen Klinik hospitalisiert ist: ‚Ich wurde vor 3 Wochen durch eine militärische Dienststelle aufgeboten und befinde mich nun hier in einem militärischen Kurs'". Und: „Die Jahreszeit gibt er mit ‚etwa Mai' an." Er hat also Gedächtnislücken, die er mit spontanen Einfällen überbrückt. Die Basissätze bestätigen die Neigung zur Konfabulation. Das Beispiel der Konfabulation ist allerdings besonders einfach. Es ist Aussagen der

Naturwissenschaften vergleichbar, weil es auf Basissätze zurückgeführt wird, denen objektiv feststellbare Sachverhalte zugrunde liegen. Die Angaben des Joseph B. sind ohne Zweifel falsch, die Behauptung einer Amnesie und Konfabulation somit richtig. In gleicher Art richtig wie die Feststellung, daß die Fledermaus kein Vogel sondern ein Säugetier ist und daß die Reizübertragung im Ganglion durch Acetylcholin erfolgt. Andere psychiatrische Aussagen sind problematischer, sie können zwar auf Basissätze zurückgeführt werden, aber diese Basissätze beschreiben keine objektiv feststellbaren Sachverhalte. Sind „depressive Grundstimmung", „Phobie", „Ambivalenz" objektiv feststellbare Sachverhalte?

2 Erkenntnis seelischer Ereignisse bei anderen und das psychophysische Problem in der Psychiatrie

2.1 Ausgangssituation

Damit sind wir wieder beim „Schmerz des Andern", der Wittgenstein so sehr beschäftigte und den sich vorzustellen „keine so leichte Sache" sei. Die Psychiatrie ist einzigartig. In ihr sind zwei erkenntnistheoretische Fußangeln oder Stolperschwellen versteckt, die keine andere Wissenschaft kennt (vielleicht noch die Psychologie): Das Problem der Erkenntnis fremder seelischer Ereignisse und das psychophysische Problem.

Der Solipsimus ist das ehrliche Eingeständnis, daß man seelische Ereignisse anderer Personen nicht erkennen kann: Die induktive Basis für den Schluß von einer einzelnen, eigenen Erfahrung auf die Erfahrung anderer Personen ist zu schmal. Wie rettet sich die Psychiatrie aus dem Solipsimus? Und wie vermeidet sie beim psychophysischen Problem die dualistische Theorie von Descartes nach der Leib und Seele völlig getrennt sind?

Eine Theorie der Erkenntnis fremder seelischer Ereignisse stammt von Sellars (1953, 1964). Denken, Wahrnehmen, Lust-Unlust-Erfahrungen sind nach ihm theoretische Begriffe, die eingeführt werden, um das beobachtbare Verhalten anderer Personen zu erklären. Jemand äußert eine Absicht und führt die entsprechende Handlung durch. Er kann aber auch spontan handeln, ohne sich zuvor zu erklären. In diesem Falle muß man annehmen, daß er sich innerlich äußert, daß er also denkt. Oder er äußert spontan bestimmte gleichbleibende Sätze in Situationen, in denen wir eine bestimmte Wahrnehmung oder Lust-Unlust-Empfindung haben. Um die Spontaneität der Handlungen und Äußerungen und das gesamte Verhalten einer fremden Person zu erklären, müssen wir ihr Denkfähigkeit, Wahrnehmung und Empfindung, wie wir selber sie haben, zugestehen.

Von den Theorien, die den Leib-Seele-Dualismus überwinden wollen, ist die bekannteste die Identitätstheorie von Feigl (1964): Gewisse neurophysiologische Termini bezeichnen genau die gleichen Ereignisse, die auch mit phänomenologischen Ausdrücken genannt werden („Certain neurophysiological terms denote (refer to) the very same events that are also denoted (referred to) by certain phenomenal terms"). Es besteht also eine doppelte Bezeichnung für die gleichen Referenzobjekte.

Seien solche Theorien richtig oder falsch, wie kann die Psychiatrie überhaupt ohne sie auskommen? Wie kann man Psychiatrie ausüben, ohne zuvor die Theorien von Sellars und Feigl und anderer zu diskutieren? Wie ist Psychiatrie möglich, wenn man nicht weiß, ob Aussagen über die Psyche einer anderen Person oder über psychophysische Zusammenhänge überhaupt geglückt sein können? Doch im alltäglichen Leben funktioniert der Mensch als psychophysische Einheit, ob wir eine dualistische oder eine monistische Theorie haben. Die psychiatrische Praxis kann deshalb weitgehend ohne

Theorie auskommen. Für die wissenschaftliche Psychiatrie und ihre Sprache, für die Verbalisierung psychiatrischer Erfahrungen und für die Richtung, in die der Fortschritt der Psychiatrie gehen soll, ist aber die theoretische Grundlage relevant.

2.2 Exkurs: Beitrag der Psychiatrie

A: Ich bin traurig.
B: Ich weiß.
A: Woher?
B: Weil du es soeben sagtest.
A: Bist du auch traurig?
B: Nein.
A: Woher weißt du denn, was traurig ist?
B: Ich war auch schon traurig.
A: Woher weißt du, daß dein damaliger Zustand sich mit meinem heutigen deckt?
B: Traurig ist traurig.
A: Dein traurig ist nicht mein traurig!
B: Doch.
A: Woher weißt du?
B: Aus deinem Verhalten, aus deiner Mimik, aus deiner Sprechweise.
A: Du erkennst also meine Traurigkeit aus
   1. meinen körperlichen Funktionen,
   2. meinem Vokabular und der Wahl meiner Sätze: die gleichen Wörter, die gleichen Sätze wie du damals.
Aus materiell-körperlichen Erscheinungen: gleiche Körperhaltung, gleiche Lautäußerungen willst du meinem seelischen Zustand erkennen.
B: Ja.
A: Ein Schluß von seelenloser Materie auf immaterielle Seele! Von dir auf mich! ein Denkfehler.
B: Ich darf so schließen, denn alle Menschen sind sich ähnlich, körperlich und seelisch.
A: Woher weißt du, Beweis?
B: Die Abstammungslehre: Die Menschen sind eine einzige Art.
A: Auf der Basis einer objektiv verifizierbaren naturwissenschaftlichen Theorie wird mein subjektives Befinden diagnostiziert. – Es gibt andere naturwissenschaftliche Theorien. Ich sehe Rot, eine rote Rose.
B: Ich auch.
A: Angenommen, ich bin rot-grün-blind, sehe also kein Rot, was siehst dann du?
B: Immer noch rot.
A: Beweis? Bring sie doch, die Theorie von der Wellennatur des Lichtes.
B: Eben. Die rote Rose absorbiert alle Wellenfrequenzen des weißen Lichtes außer ...
A: Alles bringst du durcheinander: Zuerst meine Traurigkeit mit den Affen, jetzt die rote Rose mit dem Elektromagnetismus. Für dich sind der Liebe Wellen beim

Anblick der roten Rose elektromagnetischer Art. Und für dich ist meine innere seelische Stimmung auch bei einer schwarzen Nachtschnecke möglich.
B: Du lockst mich nicht aufs Glatteis.
A: Man kann auch auf Kuhstalldung ausrutschen.

Der Am-Besten-Wisser: Halte sauber auseinander, die psychische Erlebnissphäre mit den subjektiven Sinneseindrücken und die objektive Welt, der man sich mit naturwissenschaftlichen Hypothesen approximiert.

Einer, der es noch besser weiß: Umgekehrt. Man kann die Wirklichkeit nicht in einzelne Schachteln verpacken. Umgekehrt: Alle zusammenwerfen und gut durchkneten. In eine Form gießen und erkalten lassen. Das ist dann Psychiatrie.

Lob der Psychiatrie: Hier ist die Erfahrungswelt noch eine Einheit:
1) Ego und alter ego noch ungetrennt. Du erkennst den anderen, der andere erkennt dich. Ist der andere gar ein Psychiater, weiß er über dein Seelenleben besser Bescheid als du selber. Er findet bei dir, was es (in deinem Erleben) gar nicht gibt. Etwa unbewußte Komplexe und Projektionen, verdrängte Triebansprüche und Ängste. Geheimnisvoll arbeitet hier eine Kausalität, die aktuelles Verhalten und Fehlverhalten auf chthonische Wesen und Kräfte zurückführt. Intuition, das alles, Intuition und Einfühlung von sich auf andere. Zusammenfließen, mystische Vereinigung aller Individualpsychen zu einer einzigen Universalpsyche, die ich mit meiner Intuition ausleuchten kann. „Seid umschlungen, Millionen, diesen Kuß der ganzen Welt", aber ein kalter Kuß, ein experimenteller Kuß gleichsam, der nur erspüren will, was diese ganze Welt beim Küssen fühle. Also erster Grundsatz einer psychiatrischen Erkenntnistheorie: Die Grenzen zwischen Ich (Beobachter) und Du (Objekt) sind aufgehoben. Ich und Du sind Variable, die jede beliebige Person als Wert annehmen können.

2) Gefühle sitzen im limbischen System und im temporalen Cortex. An gewissen Punkten im Gehirn kann man angenehme Sensationen auslösen, an anderen Punkten unangenehme. Gefühle, Stimmungen, Sensationen werden im Gehirn gemacht (z. B. durch elektrische Reizung), werden ausgelöst, sitzen im Gehirn, können durch (pharmakologische) Manipulationen am Gehirn beeinflußt werden, haben in bestimmten Hirnteilen ihr Substrat ... Wie soll ich mich nur ausdrücken! Es verhält sich zwar so, aber wie ich es auch sage, es ist falsch. Sage ich: Sitzt im Gehirn, ist es sicher falsch. Sage ich: Wird durch Gehirnvorgänge ausgelöst, präjudiziere ich einen unbegreifbaren psychophysischen Parallelismus. Sind sie denn überhaupt voneinander abhängig, Gehirn und Seele? Sie sind es, zweifellos, aber wie? Ganz einfach: Durch die prästabilierte Harmonie. Heißt: Sie sind zwar nicht durch gewöhnliche Kausalität verbunden wie der Rauch und das Feuer, doch am Anfang der Zeiten hat Leibniz alles gleichgeschaltet. Deshalb laufen bis zum heutigen Tag die sich entsprechenden Vorgänge auf der psychischen und auf der somatischen Seite exakt synchron ab. So einfach ist das. Noch einfacher in der Psychiatrie: Niemand macht sich hier Gedanken darüber, wie Gehirn und Seele im Hypothalamus und anderswo aneinander genäht sind. Es ist einfach so, die tägliche Erfahrung beweist es. Übrigens kann man Leibniz vertrauen. Also zweiter Grundsatz einer psychiatrischen Erkenntnistheorie. Das Problem der psychophysischen Wechselwirkung ist gelöst, richtiger: es hat nie bestanden. Gehirn ist Seele und Seele ist Gehirn.

3) Unvergleichliche Psychiatrie: Sie ist eine Wegkreuzung, wo zwei Gegensatzpaare ineinander übergehen: Der Gegensatz zwischen der eigenen Person und allen anderen Personen, und der Gegensatz zwischen Psyche und Soma. Keine andere Wissenschaft erhebt sich so souverän über Unvereinbares.

Erstaunter Naiver: Wenn Psychiatrie so unvergleichlich ist – beinahe glaube ich es –, wie kommt es, daß sie in der Wissenschaftstheorie keine Rolle spielt? Ihre bloße Existenz muß für die Erkenntnistheorie mehr Folgen haben als die Quasare im Sternbild der Andromeda. Der Physikalismus der Wissenschaftstheoretiker und Philosophen mit seiner gekrümmten Raum-Zeit hängt mir schon lange zum Munde heraus.

Zögernder Zweifler: Wissenschaft, kann man von Wissenschaft sprechen bei einem System, so eklektisch, so synkretistisch wie die Psychiatrie. Wollen wir uns vom Ideal des axiomatischen Systems auf das Niveau einer unreflektierten Empirie, einer bloßen Enumeration von Sätzen hinunterlassen? Psychiatrie ist doch erst die Alchemie einer Psychiatrie.

Empirist: Behalten Sie ruhig Ihre Vorbehalte, mein Herr. Sie werden noch eine Weile warten müssen, bis sich die Wirklichkeit nach ihren Axiomen richtet. In der Zwischenzeit sollten Sie sich mit der ach so defizienten Welt provisorisch arrangieren.

Psychologen: Psychologie ist rein, Psychiatrie unrein. Weshalb Iatrie, weshalb Praxis, weshalb Pathologie und Therapie in eine rein theoretische Diskussion einbringen? Lass Iatrie weg, und es bleibt Psychologie, rein.

Theoretiker: Dieser Einwand scheint mir nicht unberechtigt. Das Exempel einer ganz auf die Praxis ausgerichteten Disziplin, mehr eine Heilkunst als eine Heilwissenschaft, gefällt mir nicht. Es ist wider den guten Geschmack.

Psychiatro-Theoretiker: Was dem Theoretiker gegen den guten Geschmack geht, ist in Wirklichkeit Sublimität der Argumentation. Solange es psychische Störungen gibt, ist Psychiatrie notwendig. Damit und mit allen Konsequenzen daraus hat sich auch der Theoretiker abzufinden. Eben weil sie am Ende in der Praxis festgenagelt sind, sind erkenntnistheoretische Konsequenzen aus der Psychiatrie schlagkräftig. Und gegen die Psychologen: Die Psychiatrie kann sich vor dem psychophysischen Problem nicht in einen Behaviorismus retten, wie es die Psychologie schon getan hat. Immer muß Psychiatrie auch subjektive Gegebenheiten berücksichtigen. Theoretische Widersprüche, die sich aus praktischer Tätigkeit ergeben, werden nicht aus der Welt geschafft durch das Prinzip der drei Affen (nichts Böses sehen, hören, sagen).

Russell, Bertrand:

„Rot" ist nicht rot und „süß" ist nicht süß. Aber „bestimmt" ist bestimmt, „alt" ist alt, d. h. ein altes Wort, und „kurz" ist kurz, und „mehrsilbig" ist mehrsilbig. Alle Attribute sind selber das, was sie sagen, und somit von sich selber aussagbar, oder sie sind es nicht. Was ist nun „nicht aussagbar"? Wenn es aussagbar ist, dann hat es eben die Eigenschaft, die es beschreibt und ist nicht aussagbar. Und wenn es nicht aussagbar ist, dann hat es diese Eigenschaft nicht und ist somit aussagbar. Wie man die Sache dreht, sie kommt falsch heraus. So auch beim Kreter, der behauptet, daß die Kreter immer lügen.

Oder bei der Menge aller Mengen, die sich nicht selbst als Element enthalten. Oder bei der „kleinsten Zahl, die sich mit weniger als hundert Zeichen nicht angeben läßt" (und die ich mit weniger als 100 Buchstaben hinschreibe).

Schlaumeiereien sind das, Tricks von Jahrmarktgauklern. Er zieht den steifen Hut, legt ein Tuch darüber, reißt es wieder weg, und hopp! hüpft ein Kaninchen heraus. Das Kaninchen, in eine Kiste geschlossen, wird zur Taube, die zersägte Jungfrau ist wieder ganz, der verbrannte Geldschein findet sich in der Jackentasche eines Zuschauers. Ist das nun echte Zauberei, hat der Gaukler für ein kleines Eintrittsgeld kurz einmal die Naturgesetze aufgehoben? Nein. Aber wo liegt der Trick, woher kommt plötzlich das Kaninchen, wie wird die zersägte Jungfrau wieder ganz, wieso ist das geknotete und zerschnittene Seil nun doch nicht zerschnitten?

Wo liegt der Trick bei den logischen Paradoxien? Denn es darf nicht sein, daß man aus einem Satz Widersprüchliches erschließen kann. Metasprache: Eine Aussage über eine Aussage kann nicht der gleichen Sprache wie diese Aussage angehören. Eine Aussage über eine Aussage hat eine andere, höhere, niedrigere, fernere Wertigkeit, einen anderen Stellenwert, einen anderen Nenner, sie ist wesensungleich. Münchhausen kann zwar einen anderen aus dem Dreck ziehen, aber nicht sich selber. Eine Sprache kann über Menschen, Dinge, Beziehungen, Empfindungen berichten, aber nicht über sich selber. Wer etwas über die Sprache selber sagt, muß zuerst den Standpunkt wechseln, muß sich wegbegeben an einen Ort, von dem aus er die Sprache als Objekt sieht, muß von der Objektsprache zur Metasprache wechseln. Die Metasprache kann die gleiche Grammatik, das gleiche Wörterbuch benützen wie die Objektsprache: die Bedeutung, der Akzent, die Tonlage, das Register ist anders.

Metaerfahrung (reflexive Erfahrung)

A: Ich bin traurig.
B: Ich weiß.
A: Woher?
B: Weil du es soeben sagtest.
A: Bist du auch traurig?
B: Nein.
A: Woher weißt du denn, was traurig ist?
B: Ich war auch schon traurig.
A: Woher weißt du, daß dein damaliger Zustand sich mit meinem heutigen deckt?
B: Traurig ist traurig!
A: Dein traurig ist nicht mein traurig!

Richtig, „dein traurig ist nicht mein traurig!". Wie soll B, der Erfahrung nur mit eigenen Seelenzuständen hat, auf die Traurigkeit von A schließen können? Darf man von einem einzigen Sachverhalt (der eigenen Erfahrung) auf alle übrigen Sachverhalte schließen? Ist das noch eine Induktion? Zwar ist das Induktion, aber eine verbotene, weil mit großer Wahrscheinlichkeit Fehlschlüsse resultieren. Das ist das philosophische Problem des alter ego. Es gibt in der Praxis die Erkenntnis des alter ego, aber es dürfte sie nicht geben.

Es gibt diese Erkenntnis, es gibt z. B. beim Tier und auch beim Menschen die Stimmungsübertragung: Einer ist traurig, und ein anderer wird traurig, weil der erste traurig ist. Aber B ist gar nicht traurig, nur A ist traurig, und B erkennt bloß, daß A traurig ist.

Wie also erkennt B die Stimmung von A: B verhält sich zu A, als ob eine Stimmungsübertragung stattfände, als ob ihn die Stimmung des anderen beeinflußte, als ob ihn die Traurigkeit ansteckte. Er läßt sich aber nicht tatsächlich anstecken, er reflektiert bloß darüber, wie es wäre, wenn. Er benutzt seine Fähigkeit, die Stimmung eines anderen zu übernehmen, gleichsam als Fühler, sich in den anderen einzufühlen. Sein intrapsychischer Zustand ist deshalb nicht Traurigkeit, sondern Reflexion: Er erlebt sich nicht als traurig, sondern als reflektierend. Metasprache: Sprechen über die Sprache. Metaerfahrung: Erleben (Reflexion) eines Erlebens (Traurigkeit). Metaerfahrung ist immer ein psychologischer Vorgang.

Metaerfahrung: Sich reflexiv selber als Erlebenden erleben. Schachspiel statt wirklicher Krieg. Schachspiel, in dem man sich selber als König einsetzt und dann mit sich selber spielt. Im wirklichen Leben, im wirklichen Krieg sind soziale Beziehungen, Attraktion und Ablehnung, zum vornherein gegeben, niemals müssen sie durch einen logischen Schluß, Typ Darapti, Felapton, Disamis, Datisi, Ferison, zuerst hergestellt werden. Sie sind vor jedem logischen Schließen. Ebenso die materiellen Bedingungen, die Körperlichkeit und ihr Einfluß auf die eigene Person, auch auf ihren psychischen Teil. Hast du Zahnweh, wirst du naß im Regen, besteht kein psychophysisches Problem mehr. Das Problem der psychophysischen Interaktion ist eine Luxuskrankheit, jede Mücke, die zusticht, schafft es aus der Welt. Soziale Beziehungen und psychophysische Einheit sind vor jedem Denken: Sie sind empirisch und damit auch logisch primär. Die Probleme „Erkenntnis des alter ego" und „psychophysische Interaktion" sind nicht weniger Paradoxien und Scheinprobleme als die logische Paradoxie des Kreters, der sagt, er lüge immer, und will, daß man ihm das glaubt.

Eine Person mit vorgegebenen psychosozialen Bindungen und vorgegebener psychophysischer Einheit, nämlich die eigene Person, wird im Schachspiel als König eingesetzt. Durch diesen Trick, durch den Ersatz primärer Erfahrung durch reflexive Metaerfahrung können die Probleme des alter ego und der psychophysischen Interaktion in diesem Schachspiel nicht mehr auftreten. Man kann jetzt ungefährdet in unbeteiligter reflektierender Einstellung den Schachkrieg verfolgen und beschreiben, man fällt in keine Grube mehr. Das ist Psychiatrie.

2.3 Die beiden Probleme sind Pseudoprobleme

Die Schlußfolgerung läuft also so:
- Die Psychiatrie beschäftigt sich mit seelischen und seelisch-körperlichen Störungen, also mit Abweichungen vom normalen menschlichen Seelenleben.
- Die Psychiatrie will eine gewisse Art von Phänomenen (Psyche) klassifizieren und in allgemein gültigen Sätzen beschreiben. Sie ist also eine Wissenschaft.
- Die Erkenntnisse der Psychiatrie lassen sich mit Erfolg, zumindest mit teilweisem Erfolg, in die Praxis umsetzen, sie sind nicht, zumindest nicht immer wirklichkeitsfremd.
- Für die Psychiatrie wird die Erkenntnis des Fremdseelischen und die Leib-Seele-Interaktion nicht zum Problem.
- Also sind diese beiden Probleme nicht wissenschaftlich sondern Pseudoprobleme. Pseudoprobleme sind die Folge einer unberechtigten Anwendung gewisser Ausdrücke. Sie lassen sich durch Sprachbereinigung eliminieren.

2.4 Zur Erkenntnis seelischer Ereignisse bei anderen

Die Frage, wie seelische Ereignisse bei anderen erkannt werden, ist analog der Frage, wie Körper sich anziehen können. Der Disput zwischen Leibniz und Clarke, dem Freund Newtons, ging um die Newtonsche Gravitation. Leibniz bestritt, daß sich Körper anders als durch direkten Stoß beeinflussen können: „Ein Körper wird natürlicherweise nie anders als durch einen andern Körper in Bewegung versetzt, der ihn durch Berührung stößt; und danach bleibt er in Bewegung, bis er durch einen andern Körper, der ihn berührt, gehindert wird". Weil dieser Disput sich nur um den Begriff der Anziehung drehte, kam man zu keiner Einigung. Nicht die „Anziehung", der Begriff „Körper" muß anders interpretiert werden als in der Frage „wie können Körper sich anziehen?" vorausgesetzt wird. „Die Newtonsche Gravitation bleibt ein ewiges Wunder, wenn man sie als eine physikalische Wesenheit auffaßt" (Fleckenstein 1958).

Ebenso bei den seelischen Ereignissen. Verunglückt ist nicht „die Erkenntnis seelischer Ereignisse", sondern der Zusatz „bei Anderen" oder „bei fremden Personen". In der Praxis des Alltags können wir seelische Ereignisse anderer ohne vorangehende theoretische Erwägungen erkennen, gemeinsames Erleben und unmittelbares Erfassen der Gefühle und Gedanken anderer werden nicht zum Problem. Die anderen sind im Alltag nicht so anders und so fremd wie es bei ausschließlich reflektierender Einstellung scheint. Die psychische Gemeinsamkeit geht auch phylo- und ontogenetisch der Individuation und der solipsistischen Abtrennung der eigenen Person voraus. In einer Herde oder Horde, auch der Mensch lebte in einer Horde, reagieren die Mitglieder gemeinsam, sie befinden sich somit in einem gleichen seelischen Zustand (Erregung, Angst, Hunger, Ruhebedürfnis). Es findet also eine Stimmungsübertragung von einem Mitglied der Herde auf das andere statt. Es bestehen angeborene auslösende Mechanismen (AAM), „die den Verkehr von Tieren einer Art untereinander regeln. In diesen Fällen muß nicht nur im Wahrnehmungsvermögen des einzelnen Tieres ein Apparat bereitstehen (eben der AAM), der beim Eintreffen bestimmter Reize die situationsentsprechende Handlung freisetzt (‚Schloß-Schlüssel-Verhältnis'); die Schlüsselreize, welche meist aus bestimmten auffälligen Formen, Farben und Bewegungsweisen des tierischen Partners bestehen, unterliegen ihrerseits einer stammesgeschichtlichen Auslese, welche darauf ‚abzielt', sie immer auffallender und mit anderen Naturvorgängen unverwechselbarer zu gestalten" (Leyhausen 1969). Bei der Stimmungsübertragung wird also Information von einem ersten Tier über einen Schlüsselreiz und einen Auslösemechanismus einem zweiten Tier zugeleitet. Diese Information könnte auch durch einen Nervenstrang übertragen werden, formal wäre da kein Unterschied. Zwei Tiere, die organisch (durch einen Nervenstrang) verbunden sind, sind aber keine Individuen im strengen Sinn des Wortes mehr. Die Frage, wie seelische Ereignisse bei anderen erkannt werden können, stellt sich in diesem Fall nicht mehr. Sie kann sich somit auch dann nicht stellen, wenn zwei Individuen einen anderen Weg zur Informationsübertragung haben als eine gemeinsame organische Verbindung. Auch beim Menschen, dem letzten Glied der biologischen Evolution, ist diese Frage nicht möglich. Sie ist ebensowenig möglich wie die Frage, wie ein Schmerz oder eine Sinnesempfindung vom Fuß zum Kopf gelangen kann. Denn für das Resultat ist es gleichgültig, durch welchen Kanal eine Information übertragen, ob ein Reiz über den Ischiadicus oder über die Mimik des Aussenders und einen angeborenen Auslösemechanismus beim Empfänger übermittelt wird. Die Mimik dient keinem anderen Zweck als der Signalübermittlung von Mensch zu Mensch. Diese Signalübermittlung ist weitgehend unbewußt. Die Frage, wie man seelische Ereignisse bei anderen erkennen kann, reduziert sich auf das Problem der psychophysischen Interaktion: Wie ist es möglich, daß materielle Informationsträger (sensorischer Nerv, Lichtwellen) materielle Signale übertragen können, die beim Empfänger ein psychisches Ereignis auslösen? Auch ontogenetisch geht die Stimmungsübertragung (von Bezugspersonen auf das Kind) der persönlichen Auseinandersetzung, der individuellen Abgrenzung und dem Erlernen der Sprache voran.

Die Erkenntnis seelischer Ereignisse wird erst dann zum Problem, wenn man sich denkend ganz auf sich selber zurückzieht und mit dem Cartesianischen Ansatz (cogito ergo sum) der eigenen Person die oberste und erste Wirklichkeit zuerkennt. Die genetische Abfolge war und ist aber umgekehrt. Die Möglichkeit der Erkenntnis seelischer Ereignisse ist nicht, wie Giegel meint, durch die Zugehörigkeit zu einer gemeinsamen Kultur oder Lebensform sondern biologisch begründet.

2.5 Zum Problem der psychophysischen Interaktion

Wie werden neurophysiologische Vorgänge (Retina) zu Empfindungen (Farben)? Wie ist Psychosomatik möglich? „Mind-body, *not* a pseudoproblem" (Feigl 1964)? Es ist doch ein Pseudoproblem. Was vergleicht man: Die Angaben über ein seelisches Ereignis („Ich sehe eine rote Rose"), die eine bestimmte Person A macht, mit einem neurophysiologischen Geschehen. Dieses neurophysiologische Geschehen ist z. B. der Zerfall des Rhodopsins in der Retina oder ein Ionenfluß durch die Membrane der Axone im Sehnerv oder eine Enzymaktivierung (Adenylcyclase), die andere Enzymaktivierungen nach sich zieht, oder, strukturell, eine Reizleitung durch thalamo-corticale Bahnen. Man kann das neurophysiologische Geschehen von verschiedenen Seiten her angehen und mit verschiedenen Sprachen beschreiben: anatomisch-strukturell, elektrophysiologisch, biochemisch, physikochemisch usw. Immer aber beschreibt man nur einen Teil. Einen Teil des integralen Gehirns im gesamten Organismus der Person A, der sich in Funktion befindet. Der Körper der Person A ist der Organismus A in Funktion, und die seelischen Ereignisse der Person A sind ebenfalls der Organismus A in Funktion. Man vergleicht also A mit sich selber. In der Psychiatrie kann man mit Pharmaka (biochemisch) eine Depression (ein subjektiver Zustand) erfolgreich behandeln. Das ist nur möglich, wenn das seelische Ereignis „Depression" ebenso eine Funktion des lebenden Gehirns ist wie neurochemische Vorgänge. Unausgesprochen steht hinter dem psychophysischen Problem stets die Vorstellung der materiellen Leiche, aus der die immaterielle Seele entwichen ist. Oder die Vorstellung, daß man einen Teil der Körpers (den Stirnlappen) entfernen kann, daß der Körper also im Gegensatz zur Seele teilbar ist. Die Leiche oder der entfernte Stirnlappen sind aber biologisch (elektrophysiologisch, biochemisch) in keiner Weise mehr mit der Person A verbunden. Es fehlt das Wichtigste: Die immaterielle Funktion, die Hirnpotentiale, die Enzymaktivität. Die vielfältige Funktion eines integralen Gehirns ist ohne Berücksichtigung der Zeitdimension ebensowenig faßbar wie die Seele. Die Sprache trennt das Subjekt, die Substanz, vom Prädikat, der Tätigkeit. Das Gehirn tut etwas; könnte es auch nichts tun?

Biologisch kann man die Tätigkeit, die Aktivität nicht vom Gehirn trennen, sonst ist es ein totes Gehirn und damit überhaupt kein Gehirn mehr.

Das psychophysische Problem ist also am Schluß ein sprachliches Problem, entstanden aus einer syntaktischen Eigentümlichkeit der Sprache: dem prädikativen Denken. „We divide most of our words into two classes . . . Class 1 we call nouns . . . , class 2 verbs . . . Our language thus gives us a bipolar division of nature. But nature itself is not thus polarized . . . In Nootka, a language of Vancouver Island, all words seem to us to be verbs, but really there are no classes 1 and 2; we have, as it were, a monistic view of nature that gives us only one class of words for all kinds of events" (Whorf 1956). In der Nootka-Sprache könnte also die psychophysische Wechselwirkung nicht zum Problem werden.

Die Lösung des Problems der psychophysischen Wechselwirkung gibt die Biologie. Das Gehirn mit seinen Funktionen, die biochemischen Abläufe ebenso wie die psychische Aktivität sind das Resultat der Evolution. Auch die Psyche mitsamt dem Bewußtsein ist ein Mittel zur Aufrechterhaltung der Homöostase. „The findings with commissurotomy patients and others with cerebral lesions are strong evidence for the idea that consciousness is a natural, innate property of the human life form, one that is integrated in a precisely structured brain. It is a product of evolution adapted to further the power of action and to permit cooperative intentionality between humans, by language and other forms of intersubjectivity, in the creation of traditions of collective knowledge and understanding. Consciousness emerges as the principal and most unified brain function, which puts it, as Sperry has said, ‚in the driving seat', able to subordinate the elementary interneuronal processes to its own integrative states" (Trevarthen 1979). Wie es eine biologische Evolution gibt, muß es auch eine psychologische geben und dementsprechend eine evolutionäre Psychologie. Allerdings ist diese evolutionäre Psychologie heute noch unterentwickelt, da die meisten Psychologen immer noch auf prä-darwinistischer Stufe denken. Sie sehen den Menschen als geistiges Wesen, das auch noch einen Körper hat, und nicht als Endglied der somatisch-psychischen biologischen Evolution (Bunge 1979). Die Psychiatrie hingegen als Teilgebiet der Medizin und historisch mit der Neurologie verbunden, geht von einem physiologisch-pathophysiologischen und entwicklungsgeschichtlichen Denken aus. Sie versucht, ein krankhaftes Geschehen als Störung von Funktionsabläufen und -systemen und der ontogenetischen Entwicklung zu erkennen. Deshalb wird für die Psychiatrie die psychophysische Interaktion gar nicht erst zum Problem.

3 Die Bedeutung (Referenz) psychiatrischer Begriffe

3.1 Ausweg aus sprachlichen Schwierigkeiten: Metaphern

Man kann sich also durchaus den „Schmerz des Andern" (Wittgenstein 1971) vorstellen, emphatisch, durch Mit-Leiden. Ihn zu beschreiben ist schwierig. Viele psychische Ereignisse, Schmerz, Lust, Rot-Sehen, kann man ohne weiteres erfassen, kann sie aber nicht ohne weiteres benennen. Die Umgangssprache ist nicht geschaffen, psychische Ereignisse zu beschreiben. Denn nur in der gegenständlichen Umwelt haben wir Absichten und verfolgen Ziele, nur dafür hat die Sprache Bezeichnungen. Diesen Zielen und Absichten entsprechend gliedert und zerteilt die Sprache die Umwelt in einzelne Sachverhalte. Die psychischen Ereignisse anderer Personen hingegen sind nicht letztes Ziel der Intentionen. Man kann zwar etwas gemeinsam unternehmen mit einer gemeinsamen und als gemeinsam erkannten psychischen Einstellung, das Ziel aber ist nicht ein psychisches Ereignis einer anderen Person. Auch wenn man jemanden erfreut, ist das Ziel nicht allein die Freude des anderen sondern ebenso die eigene Mitfreude, und wenn man einen Gegner beleidigt, sucht man vor allem den eigenen Haß zu befriedigen. Nur in der Psychiatrie und Psychologie sind seelische Ereignisse anderer Personen das letzte Ziel der Intentionen, nur in diesen Disziplinen sind sie Objekt der (wissenschaftlichen) Erkenntnis und der Sprache. Diese Sprache fehlt aber zunächst. Man muß deshalb aus der Umgangssprache Vergleiche heranziehen und für die seelischen Ereignisse bekannte Begriffe in verfremdeter Bedeutung verwenden. Die experimentelle Psychologie kann ihre Begriffe operational definieren, die Psychiatrie, die es mit pathologischem Verhalten zu tun hat, häufig noch nicht. Denn die Bedingungen, unter denen Krankheiten oder Störungen entstehen, können weniger gut kontrolliert werden, als die Bedingungen normalpsychologischer Ereignisse. Es gibt in der Psychopathologie nur ausnahmsweise experimentelle Situationen wie in der Psychologie. Deshalb sind zahlreiche Begriffe der Psychiatrie metaphorisch.

Eine Metapher vergleicht zwei Sachverhalte A und B, die aus ganz unterschiedlichen und unvergleichbaren Wirklichkeitsbereichen stammen. A ist allgemein bekannt, B ist wenig bekannt und schwer zu beschreiben. Psychische und noch mehr psychopathologische Ereignisse sind von der Art B, da sie im nicht-psychiatrischen Alltag meist nicht Ziel des Handelns und der Tätigkeit und damit des Interesses sind. Wenn A und B in einer wesentlichen Eigenschaft übereinstimmen (im übrigen aber grundverschieden sind), kann A benutzt werden, um B zu beschreiben. „Depression" vergleicht eine Verschiebung im Raum nach unten mit einer speziellen Art reduzierter Tätigkeit eines Menschen. Die Metapher ist eine einleuchtende und leicht erinnerliche Kurzbeschreibung eines Sachverhaltes. Sie sollte sich auf eine frühere, ausführliche Beschreibung des Sachverhaltes stützen, die aber wegen ihrer Umständlichkeit und Länge wenig handlich ist. So geht der heutige Gebrauch des Begriffs „Depression" hauptsächlich auf Kraepelin zurück. Kraepelin hätte anstelle dieses (damals bereits zur Verfügung stehenden) Begriffs auch eine sprachliche Neubildung einführen können, analog der „Katatonie" Kahlbaums. Die Metapher ist aber eingängiger und wird eher übernommen als ein neutraler Neologismus.

3.2 Schwierigkeiten bei mathematischen Verfahren

Die „Taufe" eines psychopathologischen Sachverhaltes erfolgte also durch eine Kasuistik und die Namengebung: „Das pathologische Verhalten der Personen $P_1, P_2 \ldots P_n$ nenne ich X". Die Schwäche dieser Form des Taufaktes scheint in ihrer Abhängigkeit von der Kasuistik zu liegen. Findet man in einer begrenzten Anzahl von Fällen, die sich ähnlich sind, die wirkliche, natürliche Krankheitseinheit (wenn es sie gibt)? Besteht nicht die Gefahr, daß man wesentliche Symptome einer natürlichen Krankheit übersieht und andererseits zufällige Übereinstimmungen als pathognomonische Kennzeichen ansieht? Kann man überhaupt nach natürlichen Krankheitseinheiten suchen? Die Faktoren- und die Clusteranalyse ermöglichen, mit mathematischen Mitteln Gruppen von Symptomen oder Fällen zu bilden. Diese Gruppen sind durch das mathematische Verfahren eindeutig definiert. Ein ideales Vorgehen, denn es führt zu operational definierten Einheiten. Allerdings begegnet es auch einigen Schwierigkeiten, die seine praktische Verwendbarkeit einschränken.

1) Die Auswahl der Stichprobe. Sollen die Cluster natürliche Krankheitseinheiten sein, muß die Stichprobe möglichst umfangreich und zufällig gewählt sein. Läßt man hingegen die Natur der Cluster offen (Krankheitseinheiten oder nicht), kann man die Stichprobe willkürlich abgrenzen. Umfang und Art der Stichprobe hängen also von einem (subjektiven) Vorentscheid ab.

2) Mathematische Verfahren wie die Clusteranalyse stellen Gruppen von Elementen mit gemeinsamer Kennzeichnung zusammen. Diese gemeinsamen Prädikate sind Aussagen über beobachtete Krankheitssymptome. Die Symptome aber existieren nicht an sich wie z. B. die Staubblätter der Blütenpflanzen, sondern ergeben sich oft erst aus der Beziehung Arzt (Beobachter) – Patient. An der Beobachtung der Symptome ist Intuition beteiligt, die mit dem mathematischen Verfahren nicht eliminiert wird.

3) Eine Schwierigkeit, die durch mathematische Verfahren nicht zu beseitigen ist, ist sprachlich. Namen, Bezeichnungen von Symptomen, von Clustern (auch Cluster haben Namen, $C_1, C_2 \ldots C_n$) sind nicht Kurzformen für Bündel von Eigenschaften, wie die mathematische Methode anzudeuten scheint. Die Bedeutung eines Namens ist nicht identisch mit seiner operationalen Definition. Die operationale Definition gibt nur die Extension (den Klassenumfang) des Namens. Ein Name hat auch einen Sinn, eine Intension. Eine endogene Depression ist gekennzeichnet durch einen pathologischen Ausfall des Dexamethason-Stimulationstests (angenommen, das trifft zu). Damit sind alle endogenen Depressionen erfaßt, und die Extension des Begriffs ist festgelegt. Eine endogene Depression ist aber mehr als nur ein pathologischer DS-Test. Dieses Mehr ist dann die Intension des Begriffs.

3.3 Kripkes Theorie der Namengebung

Bis zu Beginn der 70er Jahre sah man in den Namen nur Kurzformen für Listen, die die Kennzeichen eines Individuums oder einer Gruppe (Cluster) einzeln aufführen. „Basel ist die Stadt auf dem m ten Längen- und dem n ten Breitengrad". Die Angabe der geographischen Länge und Breite m und n bezeichnet den Ort „Basel" und nur diesen Ort. „Basel" und diese Angabe scheinen somit synonym zu sein. Das galt auch für Artbezeichnungen: „Die Schizophrenie ist die Krankheit, die mit Denkstörungen und Wahnideen einhergeht". 1972 entwickelte Kripke eine neue Theorie der Namengebung, die durch Putnam auf natürliche Prädikate allgemein erweitert wurde (1975).

Nach Kripke bezeichnen Namen Dinge der natürlichen Welt, nicht aber Bündel von Eigenschaften. Moses ist nicht „der Mann, der sein Volk nach Israel führte", er hätte auch in Ägypten bleiben können und wäre doch Moses. Und Leonardo da Vinci ist nicht „der Mann, der Mona Lisa malte", er hätte auch einen ganz anderen Beruf wählen können und wäre trotzdem Leonardo da Vinci. „Wir geben vielleicht so etwas wie eine operationale Definition oder ein Bündel von Eigenschaften an, doch niemals mit der Absicht, ‚den Namen und die Kennzeichnung zu *Synonymen* zu machen, vielmehr gebrauchen wir den Namen als *starren* Designator' für Dinge der Natur, die Dinge normalerweise haben, wenn sie der Kennzeichnung genügen" (Putnam 1975). Starr ist ein Designator nach Kripke dann, wenn er ein Etwas (Designat, Referenzobjekt) bezeichnet, das in keiner möglichen, denkbaren Welt anders sein kann als in dieser wirklichen Welt. Das ist die „transworld identity" des Referenzobjektes. Man kann sich zwar eine Welt vorstellen, in der Leonardo da Vinci kein Maler und Moses kein Volksführer wären, dennoch könnte es in dieser Welt den historischen Mann Moses und den historischen Mann Leonardo geben. Es gibt also Aussagen, die in jeder denkbaren Welt wahr sind, metaphysisch notwendige Aussagen, und es gibt Aussagen, denen nur epistemische Notwendigkeit zukommt (Kripke 1972). Wasser ist in jeder möglichen Welt H_2O, was nicht H_2O ist, ist keinesfalls Wasser, auch wenn es alle anderen Eigenschaften von Wasser hat. Sherlock Holmes ist in jeder denkbaren Welt eine erfundene Person. Wenn es in einer anderen Welt jemanden gäbe, der Sherlock Holmes aufs Haar gliche, wäre er doch nicht Sherlock Holmes. Der Sherlock Holmes von Conan Doyle kann in keiner Welt eine tatsächliche Person sein.

Die Namengebung erfolgt auch nicht in der Weise, daß man einen vollständigen Merkmalskatalog erstellt und ihn dann durch einen Namen ersetzt. Sie erfolgt vielmehr durch einen Taufakt. Die Taufe kann explizit in einer bestimmten und bekannten historischen Situation vorgenommen worden sein (E. Bleulers „Schizophrenie" 1911), sie kann aber auch in einer allmählichen Ausbreitung und Einbürgerung des Namens bestehen. Wenn ich einen Namen erwähne, ordne ich ihm das gleiche Designat zu wie die Person, von der ich den Namen erlernte. Die Referenz eines Namens wird von Person zu Person weitergereicht und geht schließlich auf die Person oder Personengruppe zurück, die an der Taufe beteiligt war (Referenztheorie von Kripke 1972). Die Referenz eines Namens wird also durch sprachliche Tradition und soziale Kooperation festgelegt. Im Fall einer expliziten Taufe wird die Referenz eines Namens zwar zunächst durch eine Beschreibung von Merkmalen und durch Definition bestimmt. Bei der Weitergabe des Namens von Person zu Person geht diese Beschreibung aber nicht mit: Der Name bezeichnet nicht die Eigenschaften, die der Namengeber beschreibt, sondern das Ding, das damals gemeint war. Es ist sogar möglich, daß dieses Ding später ganz andere Eigenschaften hat als ursprünglich angenommen, der Name bezeichnet trotzdem das gleiche Objekt. Die „Indianer" waren, als sie so getauft wurden, Bewohner Indiens. Obschon das längst nicht mehr zutrifft, bezeichnet der Name immer noch die gleiche Menschenrasse wie ehemals. Die Namengebung erfolgt auf gleiche Weise für Individuen wie für Arten. Im Fall einer Artbezeichnung hängt der Umfang der Art, der Gebrauch des Namens (Extension) von der wirklichen Natur derjenigen Dinge ab, die als Paradigmen dienen (Putnam 1975). Die Art wird also durch einige als typisch angesehene (den Typ repräsentierende) Fälle bestimmt.

Das gilt auch für Krankheiten. Der Name einer Krankheit bezeichnet nicht eine Gruppe von Symptomen, sondern eine Gruppe von Patienten, die eine Anzahl Merkmale gemeinsam haben. Die Auswahl dieser paradigmatischen Fälle, die Kasuistik, wird von anderen Personen, im allgemeinen vom klinischen Lehrer während des Studiums übernommen. Krankheitsbezeichnungen gehen nicht auf eine Koinzidenz von Symptomen, sondern auf eine Kasuistik zurück. Denn auch die einzelnen Symptome sind Arten (oder Klassen) von Ereignissen, deren Klassenumfang durch die wirkliche Natur paradigmatischer Fälle gegeben ist. Die Namen von Symptomen wurden ebenfalls einmal durch Taufe gewählt und durch den klinischen Sprachgebrauch fixiert. Auch sie werden von Person zu Person weitergegeben, etwa vom Lehrer auf den Studenten durch die klinische Demonstration paradigmatischer Fälle. Anders kann ein Symptom und sein Name gar nicht erlernt und begriffen werden.

Wie in anderen Lebensgebieten besteht in der menschlichen Gesellschaft auch hinsichtlich der Sprache eine Arbeitsteilung. Es gibt Experten, die das Referenzobjekt eines Namens ganz genau kennen, und es gibt andere, die nur eine ungefähre Vorstellung haben. Diese ungefähren Vorstellungen nennt Putnam „Stereotype". Damit Kommunikation möglich ist, müssen die Stereotype aller an der Sprache Beteiligten einige Eigenschaften gemeinsam haben. Es sind das die Eigenschaften, die den paradigmatischen Fällen zukommen. Diese Eigenschaften oder Merkmale können oberflächlich oder verborgen sein. Zum Stereotyp eines Tigers gehört, daß ein Tiger gestreift und vierbeinig ist. Doch sind auch Albinotiger und dreibeinige Tiger (ein Bein ging in einer Falle verloren) denkbar und möglich. Gestreiftes Fell und Vierbeinigkeit sind also oberflächliche Merkmale. Ein Tier hingegen, das Eier legt, ist nie und nimmer ein Tiger, auch wenn es im übrigen einem Tiger völlig gleicht. Das Lebendgebären ist ein verborgenes und schlechthin notwendiges Merkmal des Tiger-Stereotyps.

Wenn verborgene Merkmale und eine verborgene Struktur bekannt sind, bestimmen sie im allgemeinen, was zu einer natürlichen Art gehört, und zwar nicht nur in der wirklichen Welt, sondern in allen möglichen Welten (Putnam 1975). Bei psychischen Krankheiten ist die verborgene Struktur (die Pathogenese) des Krankheitsstereotyps mit wenigen Ausnahmen noch nicht bekannt, das Stereotyp ist also nur durch oberflächliche Merkmale gekennzeichnet. Oberflächliche Merkmale können sich aber mit fortschreitender Erkenntnis als falsch erweisen. Die gelbe Farbe des Goldes war noch für Kant ein analytisches Urteil, chemisch reines Gold ist aber weiß (Kripke 1972).

4 Krank und Gesund, Normal und Abnormal

4.1 Verschiedene Definitionen der Normalität

„Normal" ist der Gegensatz zu „abnormal", Krankheit ist im allgmeinen abnormal. Krankheiten zu heilen ist die Aufgabe der Psych-Iatrie. „Normalität" ist somit ein zentraler Begriff der Psychiatrie, den man nicht umgehen kann. Implizit oder explizit hat jeder Therapeut eine Vorstellung von Normalität, anders kann er nicht Therapeut sein. Offner und Sabshin nennen vier Bedeutungen von „normal".

1) *Normalität als Gesundheit:* Normal ist alles, was nicht ganz offensichtlich krankhaft ist, und nur augenfällige, manifeste Symptome sind Zeichen des Krankhaften. Der größte Teil der Bevölkerung ist normal. Dieses Konzept der Normalität ist das der medizinisch-psychiatrischen Tradition.

2) *Normalität als Utopie:* Jedermann hat diskrete pathologische Symptome, Normalität ist die große Ausnahme. Diese Ansicht vertreten in der Nachfolge Freuds vor allem Psychoanalytiker. „. . . Ein gewisser Grad von Krankheit wird so zum allgemeinmenschlichen Schicksal" (Kendell 1975).

3) *Normalität als Mittelwert:* Normalität ist der mittlere Bereich der Gauß'schen Kurve. Diese Definition wird hauptsächlich von Psychologen vertreten und in psychologischen Tests angewendet.

4) *Normalität als transaktionales System:* Normalität ist das Resultat einer Interaktion von Systemen und der Entwicklung dieser Systeme, z. B. im Verlauf der Evolution oder der Menschheitsgeschichte. Normalität hängt von der Entwicklungsstufe ab und ist nicht wie in den drei ersten Bestimmungen mehr oder weniger feststehend sondern eine Funktion der Zeit.

Welches ist nun die richtige Definition von Normalität? Dazu Offner und Sabshin: „The four perspectives of normality have been presented so that individual investigators might be in a better position to choose which perspective of normality suits their interests, beliefs, or scientific postures better. It is not assumed that one perspective is ‚better' or closer to ‚the truth' than the other. This is particularly pertinent since one always should add the caveat to the concept of normality – ‚for whom' ‚under what circumstances' and ‚for what purposes'". Ähnlich auch Scadding über den komplementären Begriff der Krankheit: „A disease is the sum of the abnormal phenomena displayed by a group of living organisms . . . It seems to me impossible to think of diseases as having any sort of independent existence; our concepts of them are constructed . . . We are involved here, of course, in an old-standing philosophic argument, that between nominalists and realists; and I think we must adopt an uncompromisingly nominalist viewpoint". Und Panzetta: „ . . . the nosologic process begins with a decision about how to define the most general sense of the term disease . . . The first step in the nosologic process is inherently arbitrary . . . There is no correct focus, only several alternatives. The decision about which definition to begin with, should be settled by considering the pragmatics of nosology . . .". Nach diesen Autoren gibt es für die Begriffe „normal" und „krank" keine allgemein gültigen Definitionen und keine feststehende Bedeutung. Will man diese Begriffe näher bestimmen, soll man sich fragen: für wen?, unter welchen Bedingungen?, für welche Zwecke? Die Definition wird durch praktische Gesichtspunkte festgelegt, sie hängt davon ab, was man beabsichtigt, was man will. Aber was will man?

Man will eine Begriffsbestimmung, die für den gegebenen Zweck, den man verfolgt, für die Person, die man behandeln soll, am geeignetsten ist. Denn die verschiedenen Bestimmungen von „normal" und „krank" widersprechen sich angeblich nicht, sie ergänzen einander, man kann sie hinter-, nebeneinander brauchen, einmal so, einmal anders. Dieser nominalistische Standpunkt scheint einleuchtend und einzig richtig, besonders in der Psychiatrie. Nur: Praktikabel und im Fall Scaddings nominalistisch ist er nicht.

Zunächst soll man die Zwecke (purposes) und die Umstände (circumstances) des beabsichtigten Handelns erkennen. Der Zweck ist z. B. therapeutisch: Behandlung. Oder er ist politisch: Wieviele Spitalbetten pro 10 000 Einwohner? Die Umstände sind: Ärztliche Praxis, Gutachten usw. Dementsprechend soll man den Sinn von „normal" und „krank" bestimmen. Der Psychoanalytiker wählt andere Bestimmungen als der Kliniker und der Psychologe wieder andere. Alles, was man klar erkennt, hier die Zwecke und Umstände, läßt sich aber sprachlich ausdrücken. Wenn man das tut (oder auch nur tun könnte), erbringt man, bevor man die grundlegenden Begriffe „normal" und „krank" festlegt, eine sprachliche Vorleistung. Diese sprachliche Vorleistung setzt aber die gesuchten Bedeutungen bereits voraus. Wie soll man Zwecke und Umstände nennen können, bevor man entscheidet, ob es psychische Krankheit oder psychische Normalität überhaupt gibt, und wenn es sie gibt, in welchem Umfang. Will man behandeln, setzt man Krankheit voraus, eine politische Entscheidung basiert auf einem statistischen Normbegriff usw. Es ist ein Zirkelschluß, die Bedeutung grundlegender Begriffe den eigenen Absichten und den Umständen entsprechend zu wählen: Was man frei festlegen will, steht bereits fest.

4.2 Das Dilemma des sprachlichen Nominalismus

Der sprachliche Nominalismus ist die Aussage, daß die Welt überhaupt erst durch sprachliche Unterscheidungen gegliedert wird, daß die Sprache die Basis aller Unterscheidungssysteme ist (Mittelstrass 1974, Kutschera 1975). Scaddings Ansicht: „. . . our concepts of them (diseases) are constructed, according to rules that we devise, from phenomena observed in living organisms" wendet sich zwar gegen den platonischen Superrealismus, ist aber nicht nominalistisch (wie Scadding selber glaubt), sondern realistisch. Denn Begriffe (von Krankheiten), die auf Grund beobachteter Phänomene konstruiert werden, sind Abbildungen der Wirklichkeit. Die Theorie, daß die Sprache die Wirklichkeit abbildet, ist aber der Kern des sprachlichen Realismus: „Der Satz ist ein Bild der Wirklichkeit" (Wittgenstein 1922). Dieser Realismus ist ein Zirkel; man setzt eine Gliederung der Welt voraus, die die Sprache dann nachvollzieht. Wie kann man aber sprachlich feststellen, daß der Nachvollzug, die Abbildung der Wirklichkeit in der Sprache richtig ist? Jeder Satz von der Art: „Meine Angaben S (über eine Krankheit) entsprechen der Wirklichkeit" muß in einem unendlichen Regreß durch andere Aussagen bestätigt werden, die die Wahrheit des ersten Satzes feststellen („Und diese Angabe ist wahr"). Der semantische Realismus, der ohne Berücksichtigung des Sprachgebrauchs (Pragmatik) eine Eins-zu-eins-Beziehung zwischen Begriff und Referenzobjekt feststellt, ist jedenfalls nicht haltbar. Also muß von einem Nominalismus ausgegangen werden.

Allerdings hat ein konsequenter und endgültiger sprachlicher Nominalismus auch seine Schwierigkeiten. Denn gemäß dem Nominalismus ist jede Bestimmung von „krank" und „normal", ob weiter oder enger gefaßt, willkürlich und gleichberechtigt. Die Behauptung der Antipsychiatrie, es gebe keine psychischen Krankheiten, und die psychiatrischen Institutionen seien überflüssig, wäre je nach Umständen und Absichten ebenso berechtigt wie die Überzeugung des Klinikers, es gebe endogene Psychosen, und diese Psychosen müßten mit Psychopharmaka behandelt werden. Von einem konsequenten nominalistischen Standpunkt aus sind diese beiden extremen Ansichten gleichwertig. Man könnte noch weiter gehen und auch die Existenz somatischer Krankheiten ablehnen, wie einige religiöse Sekten es tun (Christian Science, Transcendental Meditation). Krankheit jeder Art, auch eine Mitralstenose, ist dann nur unvollkommene Erleuchtung, unvollkommene Erkenntnis, Unwissenheit. Der konsequente Nominalismus hat auch dagegen nichts einzuwenden, denn die Abgrenzung von „gesund" und „krank" ist willkürlich.

In der Praxis führt die nominalistische Toleranz zu unmöglichen und inakzeptablen Konsequenzen. „Krank" und „gesund", „abnormal" und „normal" mögen zwar relative Begriffe sein, sie können aber nicht außerhalb eines kulturellen und sozialen Rahmens festgelegt werden. „Das Sprechen der Sprache ist ein Teil einer Tätigkeit, oder einer Lebensform", „darum kann man nicht der Regel privatim folgen" (Wittgenstein 1971). Über diese Lebensform, über die sozialen und kulturellen Bedingungen kann sich auch der Nominalist nicht erheben, sie sind in ihm, bevor er zu sprechen und zu denken beginnt. Wer heute noch den epileptischen Grand-mal-Anfall als dämonische Besessenheit, den Ergotismus gangraenosus als Strafe ansieht, macht keine falschen Aussagen, seine Prämissen sind ebenso gut wie die unseren, aber er verläßt damit die kulturelle Tradition, er stellt sich außerhalb und lebt und denkt in autistischer Abkapselung. Die verschiedenen Interpretationen der Begriffe „krank", „abnormal" und ihres Gegenteils entstammen verschiedenen Lebensformen, verschiedenen Traditionen, verschiedenen Ausbildungen. Die verschiedenen Bedeutungen eines Prädikats („krank sein", „normal sein") sind nicht Ergänzungen, gleichberechtigte Möglichkeiten wie die Wege von der italienischen und von der schweizerischen Seite auf das Matterhorn. Offner und Sabshin irren: „We believe that the process of definition is currently the responsability of the individual investigators who, understanding the array of possible definitions, can employ knowledge rather than arbitrary ignorance to formulate his own definition". Diese verschiedenen Bedeutungen sind unvereinbar, ihre jeweiligen Benutzer sprechen verschiedene Sprachen. Die statistische Norm der Psychologen, die als abnormal ausschließt, was um einen gewissen Betrag vom Mittelwert abweicht, ist dem Mediziner unbegreifbar, der mit „abnormal" oder „krank" Zustände bezeichnet, die mit einer morphologischen Läsion oder einer funktionellen Aberration und mit einer Lebenseinschränkung einhergehen.

4.3 Ausweg aus dem nominalistischen Dilemma

Die verschiedenen Bedeutungen des Begriffs „Normalität" sind nicht gleichberechtigt und auch nicht frei wählbar, weil man in konsequenter Toleranz dann auch inakzeptable und unmögliche Auffassungen anerkennen müßte. Gibt es also doch eine Hierarchie der Standpunkte? Ist der klinische Psychiater, der Analytiker oder der Psychologe mit seiner Auffassung von „normal" oder „gesund" näher bei der Wahrheit als die anderen? Bedeutete die Ablehnung des konsequenten sprachlichen Nominalismus nicht eine Anerkennung des (semantischen) Realismus, der doch aus guten (logischen) Gründen nicht zu halten ist?

Um aus diesem Dilemma herauszukommen, muß man die Theorie von Kripke und Putnam heranziehen. Was wir als „krank" oder „gesund" bezeichnen (die Extension dieser Ausdrücke) hängt von den Eigenschaften und dem Wesen der Personen ab, die wir als paradigmatische Fälle heranziehen. Wir legen also die Bedeutung eines Begriffs auf Grund einer Kasuistik fest: Die Personen $P_1, P_2, P_3 \ldots P_n$ gehören zur Klasse K und sind „krank", weitere Personen P_x sind ebenfalls „krank", wenn auch sie Elemente von K sind. Es ist möglich, daß die wissenschaftliche Forschung unsere Kenntnisse der Personen P_1 bis P_n vertiefen wird und daß wir einmal den Begriff „krank" in einer Weise bestimmen können, die einer der heutigen Auffassungen vor den anderen den Vorzug gibt. Vielleicht kann man eines Tages objektiv nachweisen, daß der größte Teil der Bevölkerung krank ist, wobei man dann möglicherweise den Grad des Krankseins wie bei der Lungentuberkulose von ganz leicht (verkalkter Primärkomplex) bis zu sehr schwer (Kaverne) indexieren muß. Seit die BCG-Impfung möglich ist, ist „krank" im Fall der Tuberkulose anders und vor allem endgültiger festgelegt als zuvor. Wirklich gesund ist nun nur der BCG-Geimpfte und nicht mehr der, der als einzige tuberkulöse Manifestation einen Primärkomplex hat.

Mit dem Begriff „normal" verhält es sich etwas anders. „Normal" als reiner, statistischer Begriff hat in der Welt der Dinge überhaupt keine Extension und keine Bedeutung sondern ist ein statistisches Verfahren ($\bar{x} \pm 2$ oder $3\,s$). In der Medizin ist die Referenz von „normal": „Meine Schätzung von ‚wahrscheinlich gesund'". „Normal" ist also in der Medizin mit „gesund" verknüpft. „Normal" im statistischen Sinn kann jede menschliche Eigenschaft sein, die in einer Population so variiert, daß eine Normalverteilung resultiert, z. B. die Körpergröße. Der Ausdruck „normale" oder „abnormale" Körpergröße hat medizinisch nur dann eine wirkliche Bedeutung, wenn die abnormale Größe sich psychologisch, somatisch oder sozial als pathogen herausstellt. Die Bedeutung von „abnormal" oszilliert zwischen Statistik und Medizin: Homosexuelle und Unterintelligente sind abnormal aber nicht krank, die chronische Bronchitis der Tabakraucher ist nicht abnormal mit Blick auf die gesamte Population, sie ist aber abnormal im Bezug auf die Funktionsfähigkeit der Bronchien.

Vielleicht wird der Fortschritt der Wissenschaft die Bedeutung von „krank" oder „normal" einmal genauer festlegen lassen. Vielleicht wird das aber nicht möglich sein. Dann bleibt alles so unbestimmt, wie es heute ist, und eine Entscheidung zwischen verschiedenen Interpretationen ist nicht möglich. Diese Unentscheidbarkeit ist aber immer nur die Folge unzureichenden Wissens und ungenügender Kenntnisse. Auf keinen Fall kann jedoch die Bedeutung (Extension) eines Begriffs im Prinzip und jetzt und für immer frei gewählt werden, wie der Nominalismus vorschlägt. Die Bedeutung von „gesund" und „krank" kann doch nicht wissentlich einer Konvention überlassen werden, denn wer krank ist, muß behandelt werden. Ist die Therapie – Psychopharmaka mit Nebenwirkungen, kostspielige Analyse – auch Konvention? „Die Extension unserer Ausdrücke hängt von der wirklichen Natur derjenigen Dinge ab, die als Paradigmen dienen" (Putnam 1975), die Bedeutung eines Ausdrucks richtet sich also nach der Wirklichkeit. Solange diese Wirklichkeit allerdings nicht zur Genüge bekannt ist, müssen Bedeutungen willkürlich gewählt werden. Die Folge sind dann oft irrige oder zumindest ungenaue Vorstellungen. Solche Vorstellungen kaschieren eine Wissenslücke und hemmen dadurch den Fortschritt der Erkenntnis. Hier hat der Nominalismus, der auf die Willkürlichkeit solcher Begriffe hinweist, eine heuristische Berechtigung. Die Ablehnung des semantischen Realismus und die Anerkennung des Nominalismus ist also Ausgangspunkt und erster Schritt der Überlegungen. Das gilt besonders für eine Disziplin wie die Psychiatrie, in der die wirkliche Natur der Referenzobjekte (der Krankheiten) noch weitgehend dunkel ist. In einem zweiten Schritt muß dann allerdings der Nominalismus wieder aufgegeben werden, denn konsequent durchgeführt und endgültig angenommen führt er zur Willkürlichkeit.

Die Auffassung, daß Namen nicht einfach beliebige Bündel von Eigenschaften sind, sondern ein Ding oder Ereignis der wirklichen Welt bezeichnen, ist realistisch. Kripke ist also Realist. Aber er ist pragmatischer Realist. Er entgeht dem inneren Widerspruch, der Paradoxie des semantischen Realismus, nämlich wie der Wahrheitswert von Sätzen sprachlich festgelegt werden kann, durch seine „kausale Referenztheorie": Namen (und Prädikate) sind starre Designatoren, sie bezeichnen in allen möglichen Welten stets das gleiche Referenzobjekt, und diese Referenz wird von Sprecher zu Sprecher weitergegeben. Es handelt sich also um eine soziale Kooperation zur Bestimmung der Referenz von Namen und natürlichen Prädikaten. „Klaus liebt Käthe", ob dieser Satz wahr oder falsch ist, kann festgestellt werden. Wenn der Wahrheitsgehalt einmal empirisch festgestellt ist, muß nicht auch noch nachgewiesen und sprachlich formuliert werden, daß Klaus und Käthe und Liebe tatsächlich existieren (der semantische Realismus müßte es). Denn „Klaus" und „Käthe" sind durch die Taufe mit natürlichen Personen, „lieben" durch den überlieferten Sprachgebrauch mit einer natürlichen Relation verknüpft.

Das semantische Problem, wie Begriffe und Wirklichkeit miteinander verknüpft sind, ist ein Grundproblem der Psychiatrie. (Allerdings ist es innerhalb der Semantik nicht zu lösen). Zahlreiche psychiatrische Termini, eigentlich die ganze psychiatrische Sprache, haben den Nachteil, daß man die Referenzen nicht ohne weiteres vorzeigen kann. Die Psychiatrie ist in einer weit schwierigeren Lage als die Naturwissenschaften, die sichtbare und für jedermann erfahrbare Referenzobjekte beschreiben. Welches ist die Bedeutung von „krank", „gesund", „schizophren", „ambivalent", „gehemmt", „distanzlos", „verdrängt"? Ist „gehemmt" oder „verdrängt" ein willkürlich gewählter Aspekt des Verhaltens einer Person (nominalistisch) oder läßt sich dieses Verhalten tatsächlich in Komponenten zerlegen (realistisch)? Bezeichnet „schizophren" eine natürliche, wenn auch unscharf abgegrenzte Entität oder handelt es sich um eine bloße Konstruktion ohne reale Entsprechung (nominalistisch)? Doch so chaotisch, daß ein Name gar nichts bezeichnet, ist die psychische Welt nicht. Allerdings bietet sie sich auch nicht in übersichtlicher Auslegeordnung dar, sodaß wir sie nur noch sprachlich abzubilden brauchen. „Schizophren" und „verdrängt" bezeichnen etwas, vielleicht etwas, das zusammengesetzt und komplex ist. Bleuler und Freud haben aber tatsächlich etwas beobachtet, die wirkliche Natur dessen, was sie beobachteten, kennen wir jedoch noch nicht.

4.4 Exkurs: Sprache und Wirklichkeit

Cogito ergo sum, ich denke, also Ich bin Ich – Lehrsatz von der Identität –, zudem bin ich, quia sum, auch noch existent. Und das alles, weil ich denke. Denken, das tue ich im Moment, ich bin ich, denke ich in einem fort, um mich nicht zu verlieren: non cogito, non sum. Nicht nur ich bin ich, auch mein Zeichen oder Name ist ich. Sobald man mein Zeichen oder meinen Namen ausspricht, bin ich auch. Und die Mona Lisa ist die „Mona Lisa" und ihr Zeichen ist das Lächeln. Wo „Mona Lisa" oder Lächeln ist, ist auch die Mona Lisa.

Magie der Namen und Zeichen. „Die Fahne hoch, die Reihen fest geschlossen". Die Fahne fällt: Rückzug, Niederlage, Schmach. Bildzauber: Ein Figürchen aus Wachs, dreimal wird es mit dem verhaßten Namen getauft, dann durchbohrt eine Nadel langsam das wachsweiche Herz. „Unser Vater, der Du bist in den Himmeln, geheiliget werde Dein Name . . .", nur ausgesprochen werden darf er nicht: Elohim, Jahwe!

Ganz im Gegenteil, sagen die Nominalisten, „Name ist Schall und Rauch" (faustisch). Rauch, Rauchzeichen, Sioux, Irokese, du Großer Adler. „Großer Adler", ich schreibe seinen Namen mit Rauch in die Luft. Großer Adler mit roter Farbe im Gesicht fürchterlich anzuschauen, ist nun Rauch, Rauch in der Luft. „Rauch" ist der Name für Rauch. Namen sind (Schall und) Rauch. Auch „Rauch" ist Rauch. Schreibe ich „Rauch" mit Rauchzeichen, erzeuge ich „Rauch" und Rauch mit Rauch.

Die Bedeutung eines Namens ist seine Extension, sagen diese Schall- und Rauchsektierer: Die Menge aller Dinge, von denen sich ein gleiches Prädikat aussagen läßt, gibt dem Namen seinen Sinn. Was schwarze Flügel und einen roten Schnabel hat, nennen wir „Rabe". Was ein Schaufelrad hat und aus dem Kamin qualmt, ist ein „Raddampfer". „Leonardo" ist der Mann, der die Mona Lisa malte und in Florenz und in Mailand lebte. Ein Name ist die Bezeichnung für ein Bündel von Eigenschaften, die in der Natur zusammen auftreten. Der Name kürzt den Denk- und Sprechvorgang. Statt „schwarzes Gefieder, roter Schnabel, schwarze Kugelaugen, legt Eier in fremde Nester", sagen wir kurz „Rabe". Vielleicht täuschen wir uns aber. Vielleicht ist ein Rabe nicht das, war wir uns vorstellen, vielleicht legte er seine Eier, wohin er will oder brütet sie sogar selber aus. Dann fügt sich der Rabe unserer (operationalen) Definition nicht mehr und ist kein „Rabe", dann gibt es überhaupt keine Raben. (Aber wer hockt denn im Winter schwarzgefiedert im weißen Schnee vor dem Fenster?).

Die Welt ist ein Bilderbuch, entgegnen die Realisten. Ein Bilderbuch, in dem uns zahllose Dinge begegnen, Pflanzen, Tiere, Menschen, auch kuriose Dinge wie der Stern von Bethlehem oder Professor Moriarty. Unter alle diese Bilder schreiben wir, nach Absprache, einen Namen hin. Die Sprache bildet mit Wörtern also das Bilderbuch der Wirklichkeit ab. Sie ist ein Abbild, ein Abklatsch, ein Lexikon der Wirklichkeit, sagen sie, ein Telephonbuch, mit dessen Hilfe wir jederzeit die richtige Verbindung herstellen können.

Nun ist die Welt aber kein Bilderbuch. Vielmehr ein Puzzle. Puzzle: „Das Matterhorn", „Der Untergang der Titanic", „Das Riesenrad des Praters in Wien", zersägt in kleine Teilchen mit Auswüchsen wie die Pseudopodien von Amöben. Paßt jetzt dieses Teilchen zu diesem, der blaue Enzian zu den roten Ringen um den Schornstein der Titanic, der schwimmende Mann in Frack und Zylinder, der stumm den Mund aufreißt, zum hellblauen Himmelsfetzen? Offenbar nicht. Aber hier, diese ausgezackten Baumkronen sind der Hintergrund des Kabinchens, das am Riesenrad aufwärts schwebt. Diese beiden Stücke greifen ineinander, verzahnen sich, diese Kombination ist richtig. Die Namen und Bezeichnungen der Sprache beziehen sich auf Bruchstücke der Welt, auf willkürlich gebrochene Bruchstücke. Die Sprache versucht, diese Bruchstücke wieder zusammenzusetzen, A zu B und C zu D. Mit der Sprache haben wir Münzen in der Hand, deutsche Mark, englisches Pfund. Mit der Mark können wir in Deutschland einkaufen, in England nicht, dort brauchen wir das Pfund. Und in Amerika müssen wir Mark und Pfund in Dollar umwechseln. Mark, Pfund und Dollar sind willkürlich, doch bezeichnen sie etwas Wirkliches, das Geld, das von einer Währung in die andere transferiert werden kann. Sie sind aber nicht selber das Geld. Die Sprache ist kein Abbild, keine Photographie der Wirklichkeit, auch nicht gemäß der Isomorphietheorie ein Abbild der Struktur der Wirklichkeit. Die realistische Theorie der Sprache ist falsch. Doch ist die Sprache auch nicht eine Währung ohne inneren Wert wie die Assignaten. Sie erfaßt die Wirklichkeit, wenn auch oft ungenügend. Auch die nominalistische Theorie der Sprache ist nicht haltbar.

Es gibt drei Möglichkeiten: (1) Die Sprache ist ein Abbild der wirklichen Welt, ein Index der bestehenden Telephonverbindungen: Sprachlicher Realismus. Aber wer verbürgt sich (sprachlich), daß der Index richtig ist? (2) Die wirkliche Welt ist ein Chaos, das erst die Sprache gliedert: Nominalismus. Jetzt kann sich die Gliederung der Welt so oft ändern wie die politische Einteilung Europas im Verlauf der Geschichte. (3) Namen und Bezeichnungen sind willkürlich, sind Konvention. Ihre Referenzobjekte sind aber Teile, Puzzlestücke der wirklichen Welt. Gesucht: Die wirkliche Natur der Referenz.

5 Nosologie

5.1 Für und Wider einer psychiatrischen Nosologie

Ein Sonderfall des semantischen Grundproblems, der Frage nach der Beziehung von Zeichen und Bezeichnetem, ist die psychiatrische Nosologie. Wenn man an den (heute noch) stufenlosen Übergang von gesund zu krank und vom einen klinischen Bild zum anderen denkt, ist es dann möglich, die psychischen Störungen zu gruppieren und einzelne Klassen voneinander abzugrenzen? Oder muß man, um die Wirklichkeit nicht zu verfälschen, ein Kontinuum vermuten?

Kendell und Townsend haben sich 1981 kontradiktorisch zur Bedeutung der nosologischen Diagnostik geäußert.

Kendell verteidigt die psychiatrische Nosologie; es gibt drei prinzipielle Gruppen von Symptomen:

(a) Symptome, die alle Patienten gemeinsam haben, (b) Symptome, die einige Patienten gemeinsam haben und (c) individuelle Symptome, die nur ein einzelner Patient hat und die er mit niemandem teilt. Die erste Gruppe ermöglicht keine Unterscheidung und keine Einteilung, aber auch keine differenzierte Therapie. Alle Patienten leiden unter der gleichen Störung und werden unbesehen gleich behandelt. Die dritte Gruppe ermöglicht zwar ein individuelles Eingehen auf den Patienten aber kein Lernen durch Erfahrung. Jeder Patient ist wieder vollständig neu, frühere Erfahrungen sind nutzlos. Nur wenn Symptome aus der zweiten Gruppe vorhanden sind, kann man den Patienten als Einzelperson behandeln ohne auf die Erfahrung verzichten zu müssen. Kendells Argumentation leuchtet ein, denn sie beruht auf einem viel allgemeineren Prinzip. Nicht nur für psychiatrische, für alle Erfahrungen gilt: Wenn die Welt völlig gleichförmig ist, können wir nicht abgrenzen. Eine Sprache ist dann nur Willkür. Wenn jede Erfahrung einzigartig ist, können wir nicht vergleichen. Eine Sprache wäre in diesem Fall hilflos. Nur wenn sich Erfahrungen zum Teil wiederholen, ist Sprache sinnvoll möglich. Da es sinnvolle Sprache gibt, muß dieser letzte Fall zutreffen.

Eine Diagnose bezeichnet also eine Klasse von Personen mit gemeinsamen Merkmalen. Diese Merkmale bilden ein Stereotyp. Das Stereotyp muß durch eine Aufzählung individualisierender Merkmale ergänzt werden. Kendell fordert deshalb zusätzlich zur Diagnose eine Beschreibung (formulation), die vor allem die Eigentümlichkeit und Einzigartigkeit des Patienten beachtet.

Townsend will psychische Störungen nicht als eigentliche Krankheiten gelten lassen. Was in dem einen sozialen Milieu nachteilig (krank) ist, kann in einem anderen vorteilhaft sein. Wenn Krankheiten gemäß Scaddings Vorschlag durch biologische Kriterien (biological disadvantage) gekennzeichnet sind, sind Tabakrauchen und Homosexualität (geringe Fortpflanzungsrate) schwere Krankheiten, schwerer jedenfalls als

Schizophrenien. Körperliche Krankheiten hingegen sind echte Krankheiten. Die Parameter, durch die sie definiert werden (EKG, Labor) fehlen den psychischen Störungen. Wo es aber keine Krankheiten gibt, gibt es auch keine Diagnosen. Psychiatrische Diagnosen sind nicht, was sie zu sein vorgeben, sondern sind Mittel der sozialen Kontrolle, Wegweiser zu einer Therapie, die abweichendes Verhalten unter Kontrolle zu bringen und in einen gesellschaftlich geduldeten Rahmen zu zwingen hat. Townsend ist also der psychiatrischen Diagnostik gegenüber skeptisch: Kann man aberrierendes Verhalten als „Krankheit", die eigentlich keine Krankheit sondern eben nur aberrierendes Verhalten ist, mit einer Diagnose belegen? Gegen diese Skepsis Townsends steht jedoch: Krankheit oder aberrierendes Verhalten, klassifizieren muß man auf jeden Fall, das liegt in der Natur der Sprache. Und eine solche Klassifikation ist eine Diagnostik, vielleicht eine Diagnostik des gestörten sozialen Umfeldes. Um die Diagnostik kommt man nicht herum. Sollte die traditionelle Diagnostik des psychiatrischen Lehrbuchs unzulänglich sein, muß man eine andere Diagnostik suchen. Townsends Tendenz geht jedoch nicht in die Richtung einer neu zu schaffenden Diagnostik sondern ist antidiagnostisch. Daß er am Ende der psychiatrischen Diagnose doch noch eine gewisse Bedeutung beimißt, und sich von einer dezidiert antidiagnostischen Auffassung abgrenzt, ändert nichts an dieser Tendenz.

Townsend zitiert zahlreiche Autoren, um seine diagnostische Skepsis zu stützen. Diese Autoren weisen nach, wie unzuverlässig psychiatrische Diagnosen sind, wie sie sich mit den Jahren oder von Land zu Land ändern, wie Suggestion den diagnostischen Prozeß beeinflußt, wie dieser Prozeß seinerseits aberrierendes Verhalten suggeriert („labeling"-Hypothese, Soziogenese) und wie der diagnostische Schematismus die Feststellung von Normalität verhindert. Argumente, auch objektive oder scheinbar objektive, findet man für jede Meinung. Der Widerspruch der Meinungen kann hier nicht durch den Beizug von Fakten aufgelöst werden, sondern fordert eine sprachliche Klärung, denn Fakten können so gewählt werden, daß sie die vorgefaßte Meinung stützen. Eine radikal antidiagnostische Einstellung ist am Ende extrem nominalistisch und nihilistisch: Sprachliche Aussagen und Benennungen sind nicht möglich, weil man nicht klassifizieren, abstrahieren, verallgemeinern kann. Die psychische Welt ist dann unerkennbar, weil chaotisch. Wer Sprache hier dennoch versucht, handelt vollständig willkürlich.

5.2 Erstellen einer Klassifikation

Um eine Übersicht zu gewinnen, muß man abgrenzen und einteilen. Wie gelangt man zu einer Einteilung, Einteilung von Krankheiten, von Menschen, Tieren, Gegenständen?

1) Induktiv: Ähnliches wird zusammengestellt. Aus der Begegnung mit zahlreichen Personen bildet sich mit den Jahren der Typ des Kellners, des Straßenbahnschaffners, des ehrgeizigen jungen Arztes, der kleinbürgerlichen Hausfrau, der Krankenschwester usw. heraus, alle mit mehreren Untergruppen. Das ist die Typologie, die wir im täglichen Umgang mit der sozialen Umwelt anwenden. Wie analoge Klassifizierungen anderer belebter und unbelebter Gegenstände ist diese Typologie unsystematisch

und subjektgebunden und läßt sich mangels sprachlicher Ausdrücke nicht übermitteln. Ich weiß, daß die Person A einer anderen, mir wohlbekannten Person B gleicht, und ziehe daraus meine Schlüsse. Vermitteln kann ich meine Erfahrungen nicht. Jeder muß sich seine Menschenkenntnis selber erwerben.

2) Man kann eine Klassifizierung aber auch erlernen. So lernt der Student während des Studiums die psychiatrische Nosologie kennen. Dieses Kennenlernen besteht aus zwei Schritten. Der erste Schritt ist das Erlernen der Namen und Fachausdrücke für die Symptome, Syndrome und Krankheiten, die der Lehrer im Vokabular der Umgangssprache beschreibt. Der zweite Schritt ist die Anwendung. Vielleicht hat der Schüler eine motorische Stereotypie, inkohärentes Denken, ein Delir, einen Zwang an sich oder an anderen schon einmal erlebt und weiß, was mit der Beschreibung gemeint ist. Hat er diese Erfahrung aber nicht, muß man ihm das Symptom oder Syndrom vorweisen und gleichzeitig benennen. In jedem Fall stützt sich die Bedeutung eines Namens oder einer Artbezeichnung auf persönliche Erfahrung, also auf eine Kasuistik, die mehr oder weniger ausführlich, oft sehr wenig ausführlich ist. Aus den mehr oder weniger zahlreichen Fällen dieser Kasuistik wird ein Bild, ein Stereotyp abstrahiert, das die allen Fällen gemeinsamen also die „typischen" Eigenschaften hat. Die Kasuistik, die zur Bildung eines Stereotyps herangezogen wird, kann verschieden ausgewählt werden. Deshalb sind auch die Stereotype von Person zu Person verschieden, und die Verständigungsmöglichkeiten zwischen zwei Psychiatern sind eingeschränkt.

Für den Scharlach sind eine Angina und das Hautexanthem typisch. Doch können diese Merkmale auch unspezifisch oder undeutlich sein. Sie sind also nur epistemisch notwendig. Hingegen ist eine fieberhafte Erkrankung mit Angina, die nicht durch Streptokokken sondern z. B. durch Diphteriebakterien verursacht ist, nie und nimmer ein Scharlach. Namen sind starre Designatoren für Dinge der wirklichen Welt (Kripke 1972) und können nicht durch Konvention oder operationale Definition immer wieder neu festgelegt werden. (Auch das Einhorn, ein Fabelwesen, ist ein Ding der wirklichen Welt, denn in der Welt gibt es auch Fabeln). Namen werden in einer „Taufe" durch Vorzeigen oder Beschreibung des Referenzobjektes festgelegt und dann von Person zu Person weitergegeben. Die Bedeutung eines Namens ist der Hinweis auf diese Überlieferung. Eine Definition fixiert eine Referenz („it fixes a reference", Kripke 1972), die im Akt der Taufe erstmals hergestellt wurde. Eine operationale Definition kann zwar zweckmäßig und praktisch sein, erschöpfend ist sie aber nicht. „Insbesondere müssen wir die Auffassung zurückweisen, daß ein wissenschaftlicher Begriff mit einer Menge von Operationen ‚synonym' ist" (Hempel 1977).

Wie es ein Tiger-, ein Gold- und ein Scharlachstereotyp gibt, gibt es auch ein Stereotyp der Schizophrenie, der Depression, des Eifersuchtswahns, der Halluzinose, des Abstinenzdelirs usw. Man ist deshalb nicht einfach frei, eine beliebige Referenz für einen Namen oder eine Artbezeichnung zu wählen. Das Stereotyp der Schizophrenie ist unscharf. Das heißt aber nicht, daß jeder mittels einer operationalen Definition das als Schizophrenie bezeichnen darf, was seiner persönlichen Erfahrung am ehesten entspricht. Man muß sich einigermaßen an die Überlieferung (an die Lehrbücher) halten. Es fragt sich: Was bezeichnet „Schizophrenie" wirklich, welches ist die wirkliche Referenz? Bezeichnet „Schizophrenie" einen Irrtum der Psychiatrie, eine tatsächliche Krankheit, eine Vielzahl von Krankheiten, eine sozial induzierte Varietät des Verhaltens? Diese Fragen müssen durch die Forschung beantwortet werden (McHugh und Slavney 1983).

Die Referenz von Namen oder Artbezeichnungen kann sich im Verlauf der Zeit langsam ändern, so im Falle der Manie oder des Eigennamens „St. Niklaus". Dennoch designieren Namen für eine einzelne Person und für die Spanne ihres Lebens ihre Referenz starr.

5.3 Definition von Diagnosen

Diagnosen als Namen von Krankheiten oder als Benennung von Typen von psychischen Störungen werden überliefert, erlernt und das entsprechende Stereotyp aus einigen oder vielen paradigmatischen Fällen abstrahiert. Das gleiche trifft für Benennungen von Syndromen und Symptomen zu. Bei der Übernahme eines Begriffs entscheidet also die Kasuistik als paradigmatische Referenz über die Bedeutung dieses Begriffs. Unterschiedliche Kasuistik führt zu unterschiedlicher Referenz. Die Vergleichbarkeit der Diagnosen „Schizophrenie", aus unterschiedlichen diagnostischen Konzeptionen ist auch heute noch ungenügend (Gift u. a. 1980). Das eine Mal hat der chronische Verlauf, das andere Mal die produktive Symptomatik mehr Gewicht. Entsprechend unterscheiden sich dann auch die Vorstellungen, die man sich von der Pathogenese macht. Wer bevorzugt chronische Verläufe beobachtet, neigt zu einer psychogenetischen Auffassung (M. Bleuler 1980). Auch die Beurteilung und Bewertung einer Depression hängt von der persönlichen Erfahrung ab (Fisch u. a. 1928).

Die Verwendung international akzeptierter diagnostischer Konzeptionen mit ausführlichem Glossar und der Gebrauch standardisierter Techniken des Interviews hat die Situation, die noch Anfang der 60er Jahre babylonisch verwirrt war, erheblich verbessert (Kendell 1975). Die Erwartung, man könne die volle Einigung nun mit Hilfe operationaler Definitionen erreichen, ist aber nicht gerechtfertigt. Definitionen fixieren eine vorbestehende und überlieferte Referenz. Die wirkliche Natur einer Erkrankung (sie kann auch eine Illusion der Psychiater sein), also die Validierung der Diagnose, wird deshalb nicht durch eine operationale Definition festgelegt. Man kann den Diabetes operational als „Krankheit mit pathologischer Glukosetoleranz" definieren. Ist „Diabetes" und „pathologische Glukosetoleranz" nun synonym, ist die Bedeutung (Intension) des Namens „Diabetes" durch seine Extension („alle Personen mit pathologischer Glukosetoleranz") gegeben? Offensichtlich nicht. Der Diabetes ist eine Pankreasinsuffizienz oder ein Nebennierenrindenadenom, und die Glukoseintoleranz ist nur ein einzelnes Merkmal. Die operationale Definition von „Diabetes" legt zwar die Extension der Krankheit fest, aber nicht die Bedeutung des Namens. Ebenso bei psychischen Erkrankungen. Die Definition einer psychischen Erkrankung mittels eines oberflächlichen Merkmals (oder mehrerer Merkmale) ist noch nicht die Krankheit. Man kann eine solche Definition allzu sehr nach den eigenen Vorstellungen ausrichten. Deshalb die „unvereinbaren Arten, die Depressionen zu klassifizieren", wie Kendell (1975) mit Bedauern die heutige Situation charakterisiert. Eine Einigung kann erst die Erforschung der Natur der Depressionen geben, denn erst auf Grund dieser Kenntnis wird eine zwingende Definition mittels der Tiefenstruktur der Erkrankung möglich sein. Zur Zeit hängt die Vorstellung, die man sich von der Natur der Depression macht, allerdings noch allzu sehr von den paradigmatischen Fällen ab, mit denen der einzelne Diagnostiker den Namen „Depression" verbindet.

Namen sind starre Designatoren. Sie bezeichnen Dinge oder Ereignisse der wirklichen Welt. Im Fall des amnestischen Syndroms kennen wir die wirkliche Natur dieses Dings. Es ist unmöglich, sich das amnestische Syndrom ohne Hirnschädigung infolge Gewebsdestruktion oder Intoxikation zu denken. Die Hirnschädigung ist also das absolut notwendige Merkmal des amnestischen Syndroms (definiert wird das amnestische Syndrom aber meist nur operational als Frischgedächtnis- und Merkfähigkeitsstörung). Bei zahlreichen anderen psychischen Krankheiten kennen wir die Natur der Krankheit noch nicht. Wir wissen zuweilen nicht einmal, ob die Krankheit oder das Symptom in der von uns unklar vorgestellten Form (Stereotyp) überhaupt existiert. Immerhin haben wir bei der Übernahme des Namens einer Krankheit oder eines Symptoms und der Anwendung dieses Namens auf konkrete paradigmatische Fälle etwas beobachtet. Um dieses Etwas, das wir beobachtet haben, aber noch nicht eingehender kennen, ist die Referenz des Namens. Der Name bezeichnet also vernünftigerweise immer ein Ereignis der wirklichen Welt, auch wenn wir dieses Ereignis noch wenig durchschauen, und dieses Ereignis designiert er starr. Die Angabe „Schizophreniform disorder and good prognosis schizophrenia may be affective disorders" (Hirschkowitz u. a. 1980) ist unsinnig, denn sie besagt, daß X kein X sondern ein U sei. Auch der Vorschlag, Schneiders Symptome ersten Ranges „may be able to identify a subgroup of schizophrenics" (Silverstein und Harrow 1981) ist wenig sinnvoll, es sei denn, man kenne die wahre Natur der Schizophrenie. Überhaupt dieser unglückliche Drang, Erkrankungen, deren Natur man nicht kennt, in Untergruppen aufzusplittern, deren Natur und Zusammenhang man dann noch viel weniger kennt. „Die größte Schwäche einer solchen Entwicklung, die von Übereinkünften zwischen verschiedenen Komitees abhängig ist, liegt . . . wahrscheinlich darin, daß es viel einfacher ist, einer Nomenklatur neue Kategorien hinzuzufügen, als solche wegzunehmen" (Kendell 1975). Ist „the separation of delusional from nondelusional unipolar depressions a meaningful distinction" (Glassman und Roose 1981)? Sind die belaubten Eichen im Sommer und die unbelaubten Eichen im Winter zwei sinnvolle Untergruppen? Oder kann man „borderline" Patienten von schizophrenen Patienten mit dem Rorschach-Test abgrenzen und daraus schließen, daß der Rorschach-Test deshalb ein geeignetes Instrument sei (Lerner u. a. 1981)? Das ist doch ein Zirkel, man steckt in die Prämisse hinein (der Test unterscheidet zwei Gruppen A und B), was man aus dem Schluß wieder herausholt (weil der Test A und B zu unterscheiden vermag, ist er gut und zuverlässig). Diese Art des Schließens ist nicht nur tautologisch, sie setzt auch voraus, ein Test sei dann gut (reliable und valid), wenn er Untergruppen unterscheide. Diese Voraussetzung ist in keiner Weise gerechtfertigt, der Rorschach-Test wäre ein ebenso gutes Instrument, wenn er die Unterscheidung nicht machte (weil es sie vielleicht nicht gibt). Auch eine biochemische Untersuchung wie die Bestimmung des Noradrenalin-Metaboliten MHPG im Urin bei Depressiven kann nach Beckmann höchstens bestehende nosologische Unterscheidungen stützen, aber keine neuen begründen. Es sei denn, man sehe die Noradrenalin-Hypothese der Depressionen als gesichert an und betrachte die erniedrigte MHPG-Ausscheidung als Folge dieser zerebralen Störung.

Eine besondere Stellung haben genetische Argumente. Können Unterschiede der Heredität eine nosologische Differenzierung begründen? Unterschiedliche Krankheitseinheiten sind wesensmäßig verschieden, sie sind von verschiedener Natur. Die Natur einer Krankheit aber, ihre „Tiefenstruktur" (Putnam 1975) ist die Pathogenese. Sind die Ursache oder die hauptsächlichsten Ursachen aufgeklärt, ist auch die Natur einer Krankheit bekannt. Die Ursache der Lues ist die Spirochäte, ohne Spirochäte keine Lues, nirgends und nimmer, mit Spirochäte immer eine Lues, auch wenn sie von einer Tuberkulose phänomenologisch kaum zu unterscheiden ist. (Die Spirocheteninfektion ist die wirkliche Real-Definition, die Komplementbildung die operationale). Die wenigsten psychischen Krankheiten sind soweit aufgeklärt wie die Lues. Nimmt man aber – das ist die Prämisse – bei vielen, besonders bei den endogenen Psychosen eine somatische Mitursache an, kann eine genetische Aberration durchaus ein Glied in der pathogenetischen Kette sein. Allerdings kann es sich dabei auch um die bloße Disposition zu einer Erkrankung handeln (auch die Tuberkulose hat eine hereditäre Diathese). Die Schlußfolgerung, ein feststehender Unterschied der Heredität begründe zwingend nosologische Verschiedenheit, setzt eine bestimmte Hypothese von der Natur der Erkrankung voraus. Die Hypothese nämlich, es handle sich um eine Erbkrankheit, bei der wie bei der Phenylketonurie eine genetische Varietät zu einer Stoffwechselstörung und diese wieder zur manifesten Psychose führe. Diese Prämisse ist aber verfrüht. Deshalb sind affirmative Aussagen wie „paranoid psychosis is an independent psychotic disorder", weil die Prävalenz schizophrener Erkrankungen in den Familien Paranoider geringer sei als in den Familien anderer Untergruppen der Schizophrenie (Kendler und Hays 1981), voreilig.

5.4 Homogenität einer diagnostisch einheitlichen Population

Die Ätiologie der meisten psychischen Störungen und Erkrankungen kennen wir noch nicht. Wir haben zwar ein Stereotyp von „Schizophrenie", „Depression", „Neurose", aber dieses Stereotyp mag unvollständig oder falsch sein. Der Begriff „Schizophrenie" ist vielleicht „unmöglich" (van Praag 1978), vielleicht würde er besser eliminiert, aber er ist nicht inhaltsleer. Ließe man ihn fallen, müßte das, was er bezeichnet, mit besseren, zweckmäßigeren Begriffen benannt werden. Daß er gar nichts bezeichnen hieße, beliebige, nach einer Zufallsstrategie ausgewählte Verhaltensweisen und Personen werden in den Lehrbüchern heute mit dem Begriff belegt. Dann deckte sich seine Extension mit der des „menschlichen Verhaltens" überhaupt, alles, was Menschen tun können, könnte dann schizophren sein. Eine solche Auffassung vertreten nicht einmal extreme Antipsychiater.

„Beleuchtungsphosphorfernwerk" (ein Neologismus des Patienten R., R.) ist ein Begriff aus einer Privatsprache und hat für uns kein Referenzobjekt. Psychiatrische Begriffe haben eine andere Entstehung als „Beleuchtungsphosphorfernwerk", einen anderen Gebrauch (sie werden von einer größeren Gruppe von Personen akzeptiert) und deshalb auch eine Referenz. Der Streit geht um die wahre Natur dieser Referenz. Bezeichnet „Schizophrenie" ein einheitliches Phänomen oder ein Sammelsurium, ist sie sozial, genetisch, toxisch, infektiös bedingt? Die wahre Natur der Referenz psychiatrischer Bezeichnungen findet man durch Beobachtung und durch Forschung, vorausgesetzt, man untersucht eine homogene Gruppe von Referenzobjekten. Aber eine zufällig zusammengestellte Gruppe schizophrener Patienten ist möglicherweise oder wahrscheinlich eben nicht homogen. Wie findet man eine homogene Gruppe?

Eine Möglichkeit, eine homogene Population zusammenzustellen, ist die umfassende, vollständige Erhebung aller Daten einer Patientengruppe und eine rechnerische Verarbeitung dieser Daten. In dieser Datensammlung müssen sich auch die Daten befinden, die die wirkliche Natur der Erkrankung ausmachen, sie werden sich als konstante Kombination in einem Cluster zusammenfinden. Eine konstante Kombination als Cluster ist aber nur möglich, wenn sämtliche Daten erhoben wurden. Jede Einschränkung ist willkürlich, weil dann die Möglichkeit besteht, daß eben jene Daten unberücksichtigt bleiben, die die wirkliche Natur der Erkrankung darstellen. Die homogenen Gruppen, die man dann noch finden kann, sind vielleicht nicht mehr homogen in Bezug auf den tatsächlichen Sachverhalt, auf die wirkliche Natur der psychischen Störung. Wenn ein Kriterium wie die erniedrigte Monaminoxydase-Aktivität der Thrombozyten die Männer als homogene Gruppe aus der Gesamtheit der schizophrenen Probanden aussondert – mit anderen Kriterien könnten es die Neger oder die Landarbeiter sein –, ist nicht die Homogenität erreicht, die angestrebt wurde. Die MAO-Aktivität allein ist offensichtlich nicht geeignet, schizophrene von nicht-schizophrenen Probanden abzugrenzen (Gattaz und Kasper 1982). Umgekehrt kann eine Stichprobe zwar psychopathologisch homogen sein, biochemisch oder psychophysiologisch aber nicht (Wöller 1983). Solange wir die wesentlichen Kriterien noch nicht kennen, könnte nur eine Vielzahl von Kriterien, eigentlich nur ihre Gesamtheit eine Patientengruppe identifizieren, die sich mit der Gruppe der tatsächlich schizophrenen Patienten deckt. Eine vollständige Datensammlung, Sammlung aller psychopathologischen, anamnestischen, katamnestischen, therapeutischen, biologischen und sozialen Daten ist jedoch zum vornherein unmöglich. Zudem enthält bereits die Erhebung der Daten, die Abgrenzung der Symptome, die Benennung der sozialen Umstände viel Willkürlichkeit.

Eine andere Methode, Homogenität zu finden, trennt eine Gruppe von Patienten in einen größeren Teil mit unklarem, variierenden Zustandsbild und einen kleineren Teil mit konstanter, gleichartiger Symptomatik. Also Vereinheitlichung durch Reduktion der Patientenzahl. So kann man aus einer Gruppe von Depressionen die bipolaren Verläufe (Roth u. a. 1974) oder die unipolaren mit mindestens drei Phasen herausgreifen. Allein auch dieses Vorgehen enthält Willkür, weil man nicht wissen kann, ob in der bereinigten Gruppe die wirkliche Natur der Erkrankung auch reiner zum Ausdruck kommt. Kennten wir nur die klinische Symptomatik der Tuberkulose, ihre wirkliche Natur (Pathogenese, Morphologie, Verlauf) aber noch nicht, teilten wir diese Krankheit in verschiedene diagnostische Kategorien und nähmen in einzelnen Kategorien auch Krankheiten anderer Genese auf (Pneumokokken- und Viruspneumonien, Brucellosen-Spondylitis). Und im Fall der progressiven Paralyse fände sich die expansive Form mit manischen Episoden anderer Art zusammen.

Vor jeder Datenerhebung, auch einer systematischen, und Datenverarbeitung, auch der statistischen, steht implizit oder explizit eine Hypothese. In dieser Hypothese vereinigen sich eigene und fremde klinische Beobachtungen und Erfahrungen zu einer Vorstellung über die wirkliche Natur einer psychischen Störung. Diese Hypothese sollte die größte Wahrscheinlichkeit oder die geringste Unwahrscheinlichkeit haben. Die Erhebung ausgewählter Daten – Daten sind immer ausgewählt – hat wenig Sinn, wenn die Auswahlkriterien eine Hypothese voraussetzen, die auf Grund bekannter Tatsachen unwahrscheinlich ist. Die Hämodialyse schizophrener Patienten setzt voraus, daß im Blut dieser Patienten ein Toxin vorhanden ist, das die Psychose hervorruft. Da schizophrene Patienten aber keinerlei weitere Hinweise auf eine Intoxikation zeigen, ist diese Hypothese unwahrscheinlich. Es ist mit klinischer Erfahrung nur schwer zu vereinbaren, daß ein (körpereigenes) Toxin keine eindeutigen vegetativen oder hormonalen Störungen und auch nach Jahrzehnten keine histologischen Ausfälle und kein amnestisches Syndrom verursacht. Es war deshalb unzweckmäßig, gerade diese Hypothese zum Ausgangspunkt einer arbeitsintensiven Untersuchung zu machen. Bei sorgfältiger Formulierung der Hypothese hätte der ganze wissenschaftliche Aufwand um die Hämolyse unterbleiben können, der 1977 durch den enthusiastischen Bericht von Wagemaker und Cade ausgelöst wurde, sich in Entgegnungen (Schulz u. a. 1981 und Emrich u. a. 1979) fortsetzen mußte und sogar noch 1982 am 13. CINP Kongreß aktuell war.

Hingegen sind genetische Untersuchungen der Familien von Patienten, besonders Zwillings- und Adoptionsstudien im Prinzip sinnvoll, weil sie echte Hinweise auf die Pathogenese geben: Eine hohe Konkordanz eineiiger Zwillinge bezüglich einer Psychose beweist eine endogene Mitursache, die Diskordanz spricht für exogene Faktoren. Der Schluß von genetischer Unterschiedlichkeit auf nosologische Uneinheitlichkeit ist jedoch hypothetisch, denn die Psychose kann die gemeinsame Endstrecke verschiedener pathologischer Entwicklungen sein.

Jede Untersuchung der wirklichen Natur einer Erkrankung oder der wirklichen Natur eines therapeutischen Eingriffs basiert auf einer Hypothese. Es hat nur dann einen Sinn, die Wirkungsweise der Verhaltenstherapie zu untersuchen, wenn man vermutet, die Entstehung einer Phobie sei lerntheoretisch erklärbar. Nähme aber jemand an, die Phobien seien z. B. Manifestation einer Enzymaberration, wäre Verhaltenstherapie zum vornherein unsinnig. Die Hypothese, die jeder Datenerhebung vorhergehen muß, kann nicht ihrerseits aus einer Sammlung von Daten induktiv erschlossen werden. Denn diese Hypothese soll erst festlegen, welche Arten von Daten zu berücksichtigen und welche unbemerkt zu übersehen sind. Diese initiale Hypothese ist also intuitiv. Eigene Erfahrungen und theoretische Kenntnisse werden dabei in unsystematischer Weise miteinander verbunden und in eine Aussage zusammengefaßt, die zwar nicht beweisbar ist, den bisherigen Erfahrungen aber auch nicht widerspricht. Die Erfahrungen, auf denen diese Hypothese basiert, sind vor allem klinisch. Eine Untersuchung der wirklichen Natur der Depression (ihrer Pathogenese, ihrem Verlauf) oder der tatsächlichen Wirkungsweise eines therapeutischen Einflußes auf den Patienten oder der Struktur des sozialen pathogenen Umfeldes geht von den (vagen) Erfahrungen aus, die man von der Sache bereits hat. Was ist eine Depression, wie ist die Beziehung eines Patienten zu seiner Familie? Die Kasuistik der eigenen klinischen Erfahrung gibt uns eine unpräzise Vorstellung und eine ganz ungefähre Antwort auf diese Fragen. Auf Grund dieser Vorstellung entscheiden wir, welche Daten wir zur genaueren Untersuchung erheben müssen und welche nicht. Seine persönlichen Erfahrungen veranlassen z.B. den Sozialpsychiater, Familienstrukturen gesunder und kranker Probanden zu vergleichen und biologische Daten wie die Cortisolkonzentration im Plasma außer acht zu lassen. Die Homogenität einer Gruppe ergibt sich also aus einer initialen Hypothese: Auf Grund einer ungefähren Vorstellung (einem Stereotyp) richtet man seine Aufmerksamkeit auf bestimmte Merkmale und stellt dann eine Gruppe zusammen, die in Bezug auf diese Merkmale homogen ist. Die Wahl der initialen Hypothese (über die wirkliche Natur des in Frage stehenden Sachverhaltes) ist dabei von Zufälligkeiten abhängig, wie der Ausbildung und den persönlichen klinischen Erfahrungen des

Untersuchers. Depressive Symptome bei schizophrenen Patienten können als atypisch angesehen und depressiv-schizophrene Patienten als Sondergruppe (schizoaffektive Psychosen) ausgeschieden werden. Sie können auch als Nebenwirkungen der Neuroleptika unbeachtet bleiben oder als „integrierender Teil des schizophrenen Syndroms" (Hirsch 1982) einbezogen werden.

Nicht nur die Auswahl der Daten und damit der Umfang einer Untersuchung und die Homogenität der untersuchten Gruppe hängen von einer initialen Hypothese ab. Auch die Art und Weise der Datenerhebung, die Benennung und Gewichtung der Daten wird durch das Untersuchungsziel beeinflußt. Psychiatrische Symptome sind oft vieldeutig und schillernd, die Antriebslosigkeit eines schizophrenen Patienten kann Ausdruck einer affektiven Verflachung oder einer postpsychotischen Depression sein. Deshalb können verschiedene Untersucher selbst bei Verwendung standardisierter Untersuchungsmethoden zu widersprechenden Resultaten kommen wie in der Frage, ob schizoaffektive Psychosen eine eigenständige Gruppe bilden oder dem manisch-depressiven Kreis zuzurechnen sind (Baron u. a. 1982; Tsuang u. a. 1977).

Die initiale Hypothese muß sprachlich als Arbeitshypothese klar formuliert werden. Geschieht das nicht, kommt es zu einem Zirkelschluß: Eine nur halbbewußte Hypothese bestimmt die Auswahl der zu erhebenden Daten, und diese Daten stützen später selbstverständlich die nun scheinbar als Schlußfolgerung auftretende initiale Hypothese. Durch eine geeignete Selektionierung von Daten aus einer umfangreichen Datenmenge läßt sich Unterschiedliches, auch Gegenteiliges beweisen. Wenn man stillschweigend davon ausgeht, daß die Depression durch eine Störung der aminergen Systeme (Catecholaminhypothese) definiert ist, wird man durch Bestimmung des Metaboliten MHPG im Urin nosologisch selbständige Untergruppen zu finden glauben (Schildkraut u. a. 1978). Die ausdrückliche Formulierung der initialen Hypothese hätte gezeigt, daß die MHPG-Ausscheidung als nosologisches Kriterium wegen der Ungewißheit der Catecholaminhypothese unbrauchbar ist. Die Tatsache, daß die initiale Hypothese intuitiv und damit unbeweisbar ist, bedingt eine Scheu, sie zu erkennen und zu formulieren. Doch sollten gerade die unsicheren und unbeweisbaren Voraussetzungen bewußt und besonders deutlich gemacht werden.

5.5 Kategoriale oder dimensionale Diagnostik

Abnormales oder krankhaftes Verhalten, psychische Störung, psychische Erkrankung; wenn es das gibt, muß es sich auch klassifizieren lassen. Sprache und damit Beschreibung eines Verhaltens ist ohne Abstraktion und Klassifizierung nicht möglich. Individuelle Varianten, die man nicht klassifizieren kann oder soll, sind keine Abnormalität, keine Störung und keine Erkrankung. Nach welchen Kriterien soll man nun klassifizieren? Die eine Möglichkeit ist eine Einteilung mittels operationaler Definition. Dieses Vorgehen ist zwar eindeutig, aber hinsichtlich der wirklichen Natur der einzuteilenden Störungen willkürlich und hat nur heuristischen Wert. Die andere Möglichkeit ist eine Einteilung, die der wirklichen Natur der Störung entspricht. Man kann die Sterne mit operationalen Definitionen in Sonne, Mond, Planeten (ändern ihre gegenseitige Lage) und Fixsterne (ändern die gegenseitige Lage nicht) einteilen. Der wirklichen Natur der Sterne entspricht diese Einteilung nicht, denn Sonne und Fixsterne sind gleichartig.

Nur eine Einteilung von Objekten und Ereignissen nach ihrer wirklichen Natur ist von Bedeutung.

Die wirkliche Natur einer psychischen Störung oder Erkrankung wie die jeder Krankheit überhaupt ist ihre Pathogenese („verborgene Struktur" nach Putnam). Pathogenese im weitesten Sinn umfaßt nicht allein die Ursachen, die zum Auftreten der klinischen Symptome führen, sondern auch die Ursachen des spezifischen Verlaufs und der spezifischen Epidemiologie. Die Pathogenese der meisten psychischen Störungen kennen wir aber nur zu einem kleinen Teil. Deshalb bleibt vorläufig keine andere Möglichkeit, als die nosologische Klassifikation mit (pathogenetischen) Hypothesen zu begründen. Wie im Fall der Homogenität einer Stichprobe gehen die pathogenetischen Hypothesen der Klassifikation voraus und bestimmten weitgehend die Art und Weise dieser Klassifikation. Auch sie werden ebenfalls intuitiv aus einer klinischen Kasuistik abgeleitet, die man sich persönlich zusammengestellt hat. Unterschiedliche Auffassungen in der Klassifikation psychischer Störungen gehen meist auf unterschiedliche und unausgesprochene hypothetische Voraussetzungen zurück.

In der Frage, ob eine kategoriale oder eine dimensionale Einteilung psychischer Störungen vorzuziehen sei, widersprechen sich die Meinungen (Möller u. a. 1978). Die kategoriale Einteilung beruht auf dem Grundprinzip, daß Erkenntnis, die festgehalten und sprachlich übermittelt werden kann, nur möglich ist, wenn die Vielfalt der Erscheinungen reduziert und in Klassen zusammengefaßt wird. In jedem Erfahrungsbereich sind der Überblick und die Orientierung nur durch Subsummation der Einzelerfahrungen unter ein hierarchisches System von Klassen zu gewinnen. Das gilt auch für die Psychiatrie. Deshalb ist die International Classification of Diseases ICD kategorial. Mit diesem und ähnlichen Schlüsseln sind Diagnosen möglich, auf denen in der Praxis eine Therapie und Prognose aufgebaut werden kann. Dimensionen sind auch Klassen, allerdings nicht Klassen von Krankheiten, sondern Klassen von Eigenschaften, beziehungsweise Symptomen. Diese Symptome bilden die Achsen des dimensionalen Systems. Jede Achse oder Dimension ist eine Klasse, deshalb muß einem dimensionalen System eine kategoriale Einteilung vorangehen. Eine kategoriale Einteilung setzt aber die Existenz von Einheiten, eben Klassen, in der Psychiatrie von Krankheitseinheiten voraus. Mit dieser Argumentation bestreiten die Anhänger einer ausschließlich kategorialen Einteilung die Möglichkeit eines dimensionalen Systems (Roth und Barnes 1981). Die Krankheitseinheiten mögen unscharfe Grenzen haben, es mag phänomenologisch Zwischenformen und Übergänge geben, im Prinzip sind Einheiten aber eindeutig voneinander abgrenzbar. Eine kategoriale Einteilung legt also die Annahme nahe, daß unterschiedliche klinische Bilder unterschiedliche und voneinander abtrennbare Krankheiten mit je eigener Ursache sind (Kendell 1975).

Diese Voraussetzung wurde durch Bonhoeffer in Frage gestellt. Bei körperlich begründbaren Psychosen, dem „exogenen Reaktionstyp", ist die Eins-zu-Eins-Zuordnung, die feste Koppelung von Ursache und psychopathologischem Bild gelockert. Verschiedene Ursachen können zum gleichen Bild führen, und die gleiche Ursache kann verschiedene Folgeerscheinungen haben. Es scheint, daß es einige Grundmuster psychotischen Verhaltens gibt, die durch unterschiedliche Noxen unspezifisch aktiviert werden. Diese Voraussetzung, auf die endogenen Psychosen erweitert, muß als Konsequenz zur Trennung von Ätiologie und phänomenologischem Zustandsbild auch in der Diagnose (Essen-Möller 1982) und damit zu einer multiaxionalen oder dimensionalen Diagnostik (Helmchen 1980) führen. Eine solche Diagnostik ist in der Lage, auch die atypischen Zwischen-, Misch- und Grenzformen (Mischpsychose, schizoaffektive Psychose, borderline states) zwanglos in ihr System zu integrieren. In letzter Konsequenz folgt aus einer vollständigen Entkoppelung von Ätiologie und klinischem Bild allerdings die Einheitspsychose (Vliegen 1980, Rennert 1982): Alles kann alles bedingen.

Die Alternative „kategoriale oder dimensionale Diagnostik" ist also mehr als nur eine pragmatische Entscheidung. Die kategoriale Methode leitet sich aus dem erkenntnistheoretischen Grundbedürfnis nach Einteilung und hierarchischer Klassifizierung her. Die dimensionale Diagnostik hingegen entspringt der empirischen Ratlosigkeit angesichts der Vielfalt und Wechselhaftigkeit pathologischen Verhaltens. Die kategoriale Einteilung endet in nosologischen Krankheitseinheiten mit starrer Ursache, die dimensionale in veränderlichen Syndromen, die multifaktoriell bedingt sind. Eine Entscheidung für die eine oder die andere diagnostische Methode impliziert auch eine Entscheidung zwischen verschiedenen, meist unausgesprochenen Voraussetzungen. Keine der beiden Methoden befriedigt ganz. Möglich, daß es so bleibt und daß man sich wie heute noch pragmatisch für die eine oder die andere Methode entscheiden muß. Möglich auch, daß sie sich beide als berechtigt herausstellen werden, weil es neben echten Krankheitseinheiten auch unspezifische Reaktionsweisen des Gehirns gibt.

6 „Erklären" in der Psychiatrie

6.1 Somatische und psychische Kausalität

In der somatischen Medizin sind Plasmodien die Ursache der Malaria, ein Virus die Ursache der Masern, der Alkohol die Ursache der Leberzirrhose (neben anderen Ursachen), Barbiturate die Ursache eines Arzneimittelexanthems. Nur wenn Plasmodien, dann Malaria, nur wenn Medikamente, dann Exanthem an typischer Stelle. Ursache und Wirkung sind zwingend und notwendig miteinander verknüpft. Zwar gibt es zwischen Plasmodium und Malariafieber, zwischen Medikament und Exanthem Zwischenglieder, die wir nicht oder nur ungenügend kennen. Dennoch ist der kausale Zusammenhang unbestreitbar. Solche Zwischenglieder sind z. B. bei der Malaria ein Toxin, das im zerebralen Regulationszentrum für die Temperatur die Neuronenmembrane verändert und dadurch möglicherweise die Bildung eines second messengers induziert. Jedenfalls ist der kausale Zusammenhang, wenn auch im Detail noch unbekannt, immer stofflicher, letzten Endes molekularer Natur. Diese Art der kausalen Verknüpfung und ihre Gesetzmäßigkeit, geht also schließlich auf allgemeine Eigenschaften der Materie und auf deren Struktur zurück.

In der Psychiatrie unterscheidet man die somatogene, die endogene und die psychogene Entstehung einer psychischen Störung, z. B. einer Depression (Kielholz 1983). Es gibt also psychische oder psychopathologische Zustandsbilder, die durch andere psychische Ereignisse herbeigeführt wurden. Alkohol führt nicht nur zur Leberzirrhose, sondern auch zur Impotenz. Die Impotenz ist von Insuffizienzgefühlen und Selbstvorwürfen begleitet, die das Verlangen nach Alkoholwirkung verstärken. Auflehnung gegen eine Autorität erzeugt Angst, und als Folge der Angst ein übertrieben submissives Verhalten. Unterdrückte Wut äußert sich in Gereiztheit. Verliebtheit führt zum Haß auf den Nebenbuhler. Nach dem Tod des Ehemannes fürchtet eine Witwe, man wolle sie aus ihrer nun zu großen Wohnung verdrängen, und hört nächtelang feindliche Stimmen und Beschimpfungen. Handelt es sich in diesen Beispielen um kausale Zusammenhänge? Kann ein psychisches Ereignis A ein anderes Ereignis B verursachen? Die spontane Eingebung bejaht es. Doch zeigt sich bei weiterer Überlegung, daß das Ereignis B nicht in gleicher Art durch das psychische Ereignis A verursacht werden kann wie bei der somatischen Kausalität. Wie soll Herabsetzung des Selbstwertgefühls zu Depression oder alternativ zu aggressiver Querulation (Kohlhaas-Syndrom) führen? Oder wie verursacht körperlicher oder psychischer Schmerz masochistische Erregung? Im somatischen Bereich geht die Notwendigkeit, die Ursache und Wirkung verbindet, schlußendlich auf allgemeine Eigenschaften und die Struktur der Materie zurück. Im psychischen Bereich gerade nicht. Doch sind auch die psychische Ursache und die psychische Wirkung miteinander verknüpft, wobei allerdings der gesetzmäßige

Zusammenhang möglicherweise nur statistisch ist, also nur bei einer größeren Zahl von Beobachtungen sichtbar wird. Die notwendige Verknüpfung einer psychischen Ursache mit einer psychischen Wirkung leitet sich aus psychologischen Gesetzmäßigkeiten ab. Diese Gesetzmäßigkeiten sind Ausdruck der allgemeinen Eigenschaften und der Struktur der menschlichen Psyche. Der Mensch als Spezies ist psychisch so und so strukturiert, deshalb treten bestimmte Abfolgen von Ereignissen gesetzmäßig auf. Damit ist nun neben der materiellen Welt eine zweite, eine psychische Welt mit eigenen Gesetzmäßigkeiten und eigener Struktur postuliert. Die Annahme einer psychischen Kausalität führt am Ende in einen psychophysischen Dualismus, den man wegen seiner unmöglichen Konsequenzen und unüberwindlichen Schwierigkeiten nicht annehmen kann. Wegen dieses Dualismus erscheint die psychische Kausalität auch von Anfang an suspekt.

Den Dualismus kann man vermeiden, wenn man den Menschen als (letzten) Schritt in der Evolution sieht. Die verschiedenen Funktionen (nicht Organe), etwa das funktionierende Kreislaufsystem, haben die Aufgabe, die Homöostase zu erhalten und die Anpassung an die Umgebung zu ermöglichen. Aus dieser Sicht ist auch die Psyche samt dem Bewußtsein ein in der Evolution herausgebildetes System von Funktionen, die die Anpassung verbessern sollen. Einige dieser Funktionen, z. B. Lernfähigkeit, Gedächtnis und Abstraktionsfähigkeit, sind beim Menschen sogar so hoch entwickelt, daß die biologische Evolution durch eine lamarckistische kulturelle Evolution abgelöst wurde.

Die somatischen Funktionen, die sich im Verlauf der Evolution herausgebildet haben, sind aber nicht immer perfekt, so beispielsweise die Stützfunktion der Lendenwirbelsäule oder der venöse Kreislauf beim aufrecht gehenden Menschen. Die Anpassung des Organismus ist dann unvollständig oder sogar gestört. Analog ist es bei den psychischen Funktionen. Auch sie können in der Evolution ungenügend entwickelt worden oder in neuartigen, zivilisationsbedingten Situationen unzweckmäßig sein. Daraus ergibt sich die Möglichkeit psychogener Störungen und die psychische Kausalität in der Psychiatrie. Doch ist die Unterscheidung psychogener und somatogener oder endogener psychiatrischer Störungen nur heuristisch, in der Praxis zwar sinnvoll, aber, weil sie einen Dualismus präjudiziert, eigentlich falsch.

Auch das Bewußtsein muß ein Resultat der Evolution sein. Es muß in der Ahnenreihe des Menschen einmal aufgetreten sein und sich in der natürlichen Selektion bewährt haben (Trevarthen 1979). Als das höchste Integrationszentrum tauscht es im Wachzustand mit niedrigeren Zentren andauernd Informationen aus. Dieser Austausch ist eine mehr oder weniger zweckmäßige Funktion, im Prinzip nicht anders als somatische Funktionen, etwa die Reizleitung im Herzen mit ihrer Hierarchie der verschiedenen Knoten. Aus dieser Vergleichbarkeit psychischer und somatischer Funktionen ergibt sich die Möglichkeit der psychosomatischen Kausalität. Zwischen Funktionen, psychischen und somatischen, die alle die gleiche Homöostase des Gesamtorganismus bewahren sollen, ist eine Wechselwirkung möglich.

Von der Kausalität streng zu unterscheiden ist die Korrelation. Korrelation ist als ein Begriff der Statistik bloß deskriptiv. Die Korrelation gibt an, wie häufig zwei Ereignisse gekoppelt auftreten, ohne über die Art und Weise der Koppelung etwas auszusagen. Korrelationen gibt es auch zwischen den Leibnizschen Monaden, die voneinander völlig unabhängig sind, aber gemäß Leibniz von Gott am Anfang aller Anfänge synchronisiert wurden. Die prästabilierte Harmonie ist ein universales Netz von Korrelationen, die allerdings in einer anderen Welt auch fehlen könnten. Korrelationen haben nur epistemische Notwendigkeit. Kausalität hingegen ist eine wirkliche Beziehung, eine besondere Art der Koppelung, die, wenn vorhanden, metaphysisch notwendig ist und in allen denkbaren Welten gleich sein muß. So eindeutig dieser Unterschied ist, so groß ist in der Psychiatrie die Verlockung, ihn zu verwischen. Die Koinzidenz einer klinischen Depression mit einer erniedrigten Transportkapazität der Erythrozytenmembran für Natrium (Naylor und Smith 1981) sagt nichts aus über die Ätiologie der Depression. Es fehlt die verbindende Hypothese, die erklären könnte, wie aus dem Membrandefekt eine Depression resultiert. Ein therapeutischer Erfolg mit Tryptophan oder 5-Hydroxytryptophan ist noch kein Beweis für die Serotoninhypothese der endogenen Depression, denn diese Precursor-Aminosäuren könnten auch einen unspezifischen Effekt haben. Die gegenwärtigen Kenntnisse genügen jedenfalls für eine eindeutige Interpretation der Precursor-Wirkung noch nicht (Amsterdam und Mendels 1980).

6.2 Das H-O-Schema wissenschaftlicher Erklärung in der Psychiatrie

In den Naturwissenschaften wird eine Erklärung meist als kausale Erklärung aufgefaßt: Die Ursache eines Sachverhaltes ist zugleich seine Erklärung. Auch in der Psychiatrie spielt dieses Prinzip eine Rolle, jedenfalls wird die Nosologie soweit wie möglich ätiologisch abgestützt. Doch wird die Möglichkeit und Zweckmäßigkeit kausaler Erklärungen, vor allem in der Form, die ihnen die Theorie von Hempel und Oppenheim gibt (H-O-Schema), für die Psychiatrie auch bestritten. Nach dem H-O-Schema muß eine wissenschaftliche Erklärung folgende Bedingungen erfüllen:
1) Das Explanans, das Erklärungsprinzip muß mindestens eine allgemeine Gesetzeshypothese und bestimmte konkrete Bedingungen, die Antecedensbedingungen enthalten, die die Anwendung der Gesetzeshypothese auf den gegenwärtigen Sachverhalt ermöglichen. Die Gesetzeshypothese sei beispielsweise: Verhinderte Flucht wird zu Aggression (die Katze, die vom Hund in eine Sackgasse gejagt wird). Die Antecedensbedingungen seien: Die Person A wird bedrängt, kann sich aber nicht zurückziehen. Dann lautet das Explanandum: Deshalb äußert sich A in unflätiger, beleidigender Weise. Allerdings ist die Gesetzeshypothese oft noch nicht genau oder überhaupt nicht bekannt, wird aber vermutet und vorausgesetzt (die „endogene" Ursache einer Psychose). In diesem Fall handelt es sich um eine unvollständige Erklärung. Die Gesetzeshypothese kann ferner deterministisch, sie kann aber auch statistisch sein. Statistische Gesetze erlauben Ausnahmen.
2) Das Explanandum, der Sachverhalt, der erklärt werden soll, muß sich logisch (also rein formal) aus dem Explanans ableiten lassen.
3) Das Explanans muß wahr sein.
4) Explanans und Explanandum müssen einen „empirischen Gehalt" haben, sie müssen also verifizierbar oder falsifizierbar und somit interindividueller und im Prinzip wiederholbarer Erfahrung zugänglich sein. Mit dieser vierten Bedingung werden einerseits mathematischlogische Deduktionen ausgeschlossen, andererseits auch Sätze, die einen einmaligen und ausschließlich subjektiven Sachverhalt beschreiben (Stegmüller 1976).

Die Kritik am H-O-Schema richtet sich eigentlich nicht gegen dieses Schema an sich, es geht vielmehr um die Bedeutung von „erklären". Erklären ist ein vieldeutiger Begriff: „Ich erkläre dir den Weg", „ich erkläre dir den Krieg", „ich erkläre mich für insolvent", „erkläre dich!" (im Sinn von „verteidige dich!"). „Erklären" scheint ein Begriff zu sein, den man beliebig verwenden kann. Mit der Bedeutung, die man diesem Begriff zuteilt, legt man aber zugleich ein Programm fest. Wer das H-O-Schema akzeptiert, übernimmt die (real-)wissenschaftliche Art, Sachverhalte und ihre Zusammenhänge zu beschreiben. Er befindet sich damit in einem bestimmten System und einer bestimmten Tradition des Denkens und Sprechens. Wer das H-O-Schema ablehnt, lehnt auch die (real-)wissenschaftliche Sprache ab, folgt aber möglicherweise ebenfalls einem Denksystem und einer sprachlichen Tradition. Wert und Unwert dieser beiden Denksysteme und Traditionen gegeneinander auszuspielen ist nicht möglich, denn die übergeordnete Instanz, die zwischen den beiden Parteien entscheiden sollte, ist wieder realwissenschaftlich oder nicht realwissenschaftlich und somit selber Partei. Es ist wenig sinnvoll zu diskutieren, ob das H-O-Schema in der Psychiatrie ausschließlich anzuwenden oder im Gegenteil unberechtigt sei. Man kann höchstens feststellen, ob es möglich ist. „Verstehen und Erklären ... sind zwei verschiedene Kategorien. Das Erklären gehört zur logischen Ebene, das Verstehen zur psychologischen Ebene, zwischen beiden kann ein Antagonismus nicht konstruiert werden" (Möller 1976). Und nach einer eingängigen Formulierung von Hirschberg ist wissenschaftliches Erklären (H-O-Schema) Teil der Sprache, in der wir *über* den Patienten sprechen, (hermeneutisches) Verstehen hingegen gehört einer anders strukturierten Sprache an, in der wir *mit* dem Patienten sprechen.

Habermas, der für die Psychoanalyse „erklären" mit „hermeneutischem Verstehen" gleichsetzt, und die Richtigkeit einer Deutung von der Selbstreflexion des Patienten abhängig macht, koppelt damit die Psychoanalyse vollständig von der Medizin ab. Wenn man diese Trennung vollzieht, muß man konsequenterweise auch zwei Bedeutungen von „krank" unterscheiden, „krank" in medizinischem Sinn und „krank" im psychoanalytischen Sinn. Und diese beiden Bedeutungen decken sich nicht. „Krank" im psychoanalytischen Sinn ist dann unvollkommene Selbstverwirklichung, deren Therapie darin besteht, den „Bildungsprozeß" (Habermas 1969) fortzusetzen. Die eigentlichen Neurosen, definiert als Entwicklungsstörungen und nosologisch abgegrenzt von anderen Störungen (Psychosen), gehören dann allerdings in die Kompetenz der Medizin. Habermas steht in einer pädagogisch-sokratischen Tradition, die Möglichkeit des H-O-Schemas für die Psychiatrie widerlegt er nicht.

Das H-O-Schema setzt voraus, daß die Sachverhalte, die den Aussagen zugrunde liegen, allgemein und im Prinzip wiederholt beobachtet werden können. Schäfer glaubt, die Psychiatrie müsse diese Voraussetzung fallen lassen. Reflexionsaussagen, Aussagen, die der Patient über seine eigene Befindlichkeit macht, könnten nicht in gleichem Sinn bestätigt werden, wie Aussagen über andere, objektivierbare Sachverhalte. Fremdseelische Ereignisse könnten nur interpretativ, einfühlend, hermeneutisch erfaßt werden, sie seien anders als etwa eine chemische Reaktion einmalig und allgemeiner Beobachtung nicht zugänglich. In der Psychiatrie habe die Hermeneutik die objektive Beobachtung zu ersetzen. Schäfers Kritik am H-O-Schema endet also in dem Problem, wie man Fremdseelisches erkennen kann. Seine Lösung dieses Problems (Hermeneutik statt objektivierbarer Feststellung) ist unrichtig, da sie den Irrtum involviert, das Individuum stecke in einem solipsistischen Panzer und müsse seine Fühler nach dem fremden Ich ausstrecken. Die Entwicklungsgeschichte verläuft aber in umgekehrter Richtung. Phylo- wie ontogenetisch kommt die Kommunikation vor der Individuation, die Gruppe vor dem Einzeltier. Die einzelnen Tiere einer Schafherde reagieren synchron, ohne zuerst in einem Syllogismus von der eigenen psychischen Befindlichkeit auf die der anderen Schafe schließen zu müssen. Auch wir Menschen haben einen biologisch begründeten, unmittelbaren und allgemeinen Zugang zu Fremdseelischem. Die intuitive Art, wie man die Zugehörigkeit zu einer Gruppe erlebt, mag man als Hermeneutik bezeichnen, unentbehrlich ist dieser Begriff aber nicht. Denn Hermeneutik in diesem Sinn hat sich im Verlauf der Evolution herausgebildet und hat deshalb nichts Eigentümliches an sich. Das H-O-Schema kann mit allen seinen Voraussetzungen auch in der Psychiatrie angewendet werden.

7 Die Funktion der Sprache in der Psychoanalyse

7.1 Die Bedeutung der Sprache für die Psychoanalyse

Was ich weiß, kann ich sagen, ausdrücken, formulieren, mitteilen. Was ich nicht weiß, kann ich nicht sagen. Was ich nur ungenau weiß, kann ich auch nur ungenau sagen. Was ich weiß und also auch sagen kann, ist bewußt. Wäre es nicht bewußt, wäre nicht ich es, der es weiß. Was nicht bewußt ist, weiß ich nicht und kann ich nicht sagen. Über Unbewußtes kann ich nichts sagen. Inhalte des Unbewußten in das Bewußtsein bringen heißt: Etwas, worüber ich zunächst nichts sagen kann, sagbar machen.

Die Sprache ist die Grenze zwischen Wissen und Nichtwissen. Das Unbewußte als Nicht-Mehr-Wissen, Noch-Nicht-Wissen, Nicht-Wissen-Wollen, Nicht-Wissen-Können, dem Wissen entzogen, vom Wissen abgelehnt ist Teil des Nichtwissens. Die Sprache ist also auch die Grenze zwischen Unbewußtem und Bewußtem. „Freud hat sich den Akt der Verdrängung im linguistischen Rahmen als eine Ablösung der triebrepräsentierenden Vorstellungen von Sprache als solcher begreiflich zu machen versucht" (Habermas 1969). Was ich von mir, von anderen, von Dingen, von Vorstellungen, von Empfindungen, von Überlegungen sagen kann ist bewußt. Alles andere ist nicht bewußt.

In der Psychotherapie kann der Patient durch den Therapeuten verbal oder nichtverbal beeinflußt werden. Eine nichtverbale Beeinflussung durch Mimik und Gestik ergibt sich schon aus der alleinigen Präsenz eines Patienten und eines Therapeuten. Jede Psychotherapie ist deshalb (auch) nichtverbal. Aber nicht jede Psychotherapie ist auch verbal. Es gibt therapeutische Beziehungen zwischen Personen, die miteinander kaum sprechen oder nur von Belanglosem reden.

Die Pschoanalyse als Klassenbezeichnung für alle psychoanalytischen Schulen (also nicht nur der Freudschen Richtung) ist eine Form der Psychotherapie, die den verbalen Anteil der therapeutischen Beeinflussung betont. Sie will Unbewußtes bewußt und damit sagbar machen. Was sagbar ist, darüber kann man sprechen und nachdenken. Über eine innere oder äußere Situation nachdenken und darüber sprechen zu können führt oft zur Möglichkeit, diese Situation umfassender zu erkennen und damit zu kontrollieren. Die Sprache ist „die Basis der Ichleistungen, von denen die Fähigkeit zur Realitätsprüfung abhängt" (Habermas 1969).

Unbewußtes bewußt zu machen ist eines der Hauptziele der Psychoanalyse. Dieses Ziel unterscheidet sie auch von vielen anderen Formen psychotherapeutischer Beeinflussung. Wie kaum eine andere Methode der Psychotherapie will die Psychoanalyse den Patienten lehren, wie er über sich selber sprechen kann, wie er sein Unbehagen und sein Leiden ausdrücken und die Entstehung des Leidens erklären kann. Wenn das Leiden erst einmal aufgeklärt und sprachlich formuliert ist, sind die Gegenmaßnahmen evident. Wenn man weiß, wo der Gegner sitzt, weiß man auch, wie man ihn abwehren kann oder könnte. Solange der Gegner aber versteckt ist, gibt es nur Hilflosigkeit statt gezielter Abwehr. Die sprachliche Aufklärung des Leidens und seiner Entstehung ist also bereits Therapie. Die Psychoanalyse benutzt diese Möglichkeit, indem sie Unbewußtes bewußt macht. Sie hat also eine besondere und besonders enge Beziehung zur Sprache.

7.2 Mängel des psychoanalytischen Sprachgebrauchs

Bei dieser großen Bedeutung und therapeutischen Funktion der Sprache erstaunt es, wie leichtfertig die Psychoanalyse mit der Sprache umgeht und wie bedenkenlos sie sprachliche Fehler zuläßt. Wo die Sprache so im Zentrum steht und als hauptsächlichstes therapeutisches Mittel eingesetzt wird, erwartet man zunächst eine Untersuchung dieses Instruments. Man erwartet grundsätzliche Überlegungen zu semiotischen Fragen, besonders zur Frage nach der Referenz psychoanalytischer Ausdrücke und zur Frage, welches die pragmatischen Funktionen (die illokutionäre Akte) dieser Sprache sind. Zumindest eine Mahnung, vorsichtig mit der Sprache umzugehen, erwartet man, etwa wie die von Pawlow: „Zahlreiche Wortreize entfernten uns einerseits von der Wirklichkeit, und deshalb müssen wir uns dessen ständig erinnern, um unser Verhältnis zur Wirklichkeit nicht zu entstellen. Andererseits hat uns gerade das Wort zu Menschen gemacht . . .". Für die ersten Jahrzehnte der Psychoanalyse fehlen aber sprachkritische Äußerungen. Daß die Linguistik in der Wissenschaftstheorie damals noch keine Rolle spielte, ist eine Entschuldigung der Personen, aber keine sachliche Korrektur.

Die hauptsächlichsten Fehler der psychoanalytischen Sprache sind:

1) Handlungen werden substantiviert. In der Psychologie gibt es aber nur ein einziges Subjekt: Die Person, der Patient, ich, er. Es gibt kein „Unbewußtes" als Entität, „unbewußt" bezieht sich stets auf eine innere oder äußere Handlung; nur eine Tätigkeit, ein psychisches Geschehen kann unbewußt sein. Es gibt auch keinen „Widerstand", keine „Abwehr", keine „Zensur", sondern der Patient widersteht und zensuriert. Das „Ich" ist kein Ding wie das Stirnhirn, noch ein Geschehen wie die Orientierungsreaktion, „ich" ist ein indexikalisches Fürwort (ein Wort, das viele Referenzobjekte hat) für die Person, die eine Handlung vollzieht. „The ego, the psychic energies, the dream work, primary and secondary processes, and so on must now, I believe, be abandoned" (Peterfreund 1975). Unberechtigte Substantivierungen werden allerdings durch eine Eigentümlichkeit der Sprache gefördert und suggeriert: Durch das prädikative Denken. Die Sprache trennt Subjekt und Prädikat, Ding und Eigenschaften, Person und Handlung. Daraus entnimmt man dann, es handle sich um zwei Sachverhalte: Um das Ding an sich und seine Erscheinung in konkreter Gestalt, um eine abstrakte Person an sich und um das, was in ihr und an ihr vorgeht. Ding und Eigenschaften, Subjekt und Tat sind aber identisch. Opium fördert den Schlaf. Daraus kann man nicht ableiten, daß es einerseits Opium, andererseits eine vis dormitiva gebe („Quare opium facit dormire?" „Quia est in eo virtus dormitiva, cujus est natura sensus assoupire"; Molière o. J.).

2) Die Psychoanalyse begeht ferner den Fehler, den Ryle aufdeckte: Sie verdinglicht Dispositionsprädikate. Das „Kettenrauchen" ist nicht etwas, das neben dem häufigen Rauchen einer Zigarette gesondert besteht. „Hunger" ist etwas, das man zuweilen hat und zuweilen nicht. „Libido", „Aggression", „Regression" sind wie „Hunger" zuweilen vorhanden, zuweilen nicht. Jedenfalls ist die Libido keine Entität, sie ist nicht Teil der Person, wie die Neurohypophyse ein Anhängsel des Gehirns ist. Auch der „Komplex", die „Fremdidentität" und die „Ichschwäche" sind Dispositionsprädikate, ebenso das „Überich" und das „Es".

3) Ein dritter Fehler der psychoanalytischen Sprache ist der unkritische Gebrauch von Metaphern. Eine Metapher erklärt und beschreibt nicht den wirklichen Sachverhalt (sonst wäre es keine Metapher), sie macht ihn höchstens verständlicher. Psychoanalytische Aussagen wimmeln von Metaphern. Vor allem die Metaphern aus der Physik und der Technik müssen als das angenommen werden, was sie sind: Gleichnisse. Ein Gleichnis vergleicht, aber die strukturelle Übereinstimmung hat auch einmal ein Ende. Mit dem Gleichnis kann man nicht zugleich die physikalischen und technischen Konzeptionen übertragen. „Psychische Energie" ist nur ein Gleichnis, somit gilt der erste Hauptsatz der Thermodynamik nur im physikalischen Bereich. Metaphern sind auch alle Aussagen, die der Psyche eine räumliche Ausdehnung zuschreiben, wie „Projektion", „Verdrängung", „Introversion", „Umkehr" oder „Tiefenpsychologie". Räumliche Vorstellungen können zwar in der Physik eine Gesetzmäßigkeit erklären, etwa bei der vektoriellen Addition von Kräften oder der umgekehrten Proportionalität von Lichtintensität und Quadrat der Entfernung. In der Psychologie können sie es nicht. Hier ist der Raum nur eine Metapher, die weder erklärt noch beschreibt. Ein Verhalten einer Person z. B. auf eine Projektion zurückzuführen bringt deshalb nichts weiter, als daß man einen abstrakten Ausdruck durch einen visuellen ersetzt. Nun kann man allerdings auf Metaphern oftmals nicht verzichten, vor allem dann nicht, wenn man einen Sachverhalt, den man benennen und bezeichnen sollte, noch nicht genau kennt. In der Psychiatrie ist das oft der Fall, deshalb ist die klassische Psychiatrie wahrlich auch nicht ohne Metaphern. Doch muß eine Metapher bleiben, was sie ist: Ein Bild, ein Gleichnis, eine Analogie. Die Metapher darf nicht für die Sache selber genommen werden, noch für eine Erklärung der Sache.

Der Nachweis von Fehlern im psychoanalytischen Sprachgebrauch ist allerdings nicht neu. Im Gegenteil, die Kritik an dieser Sprache ist bereits fest etabliert. Ihr Hauptsprecher ist R. Schafer: „Freudianische Psychoanalytiker können es sich nicht mehr leisten, unwidersprochen zu behaupten, psychoanalytische Aussagen müßten in den Begriffen der Freudschen Metapsychologie oder anderen, mit ihr verträglichen Begriffen formuliert werden. Vielmehr wird es höchste Zeit, daß wir aufhören, dieses physiko-chemische und evolutionär-biologische Sprachgemisch überhaupt zu gebrauchen. Ich denke hier an den eklektischen Gebrauch von Begriffen wie Kraft, Energie, Besetzung, Mechanismus, Sublimierung oder Neutralisierung einerseits, Funktion, Struktur, Trieb, Objekt und Anpassung andererseits". Was in diesem Zitat als „physikochemisches und evolutionär-biologisches Sprachgemisch" bezeichnet wird ist der unvorsichtige Gebrauch von Metaphern. Die anderen Hauptfehler der psychoanalytischen Sprache sind die Verdinglichung von Handlungs- und Dispositionsprädikaten, wobei die Dispositionen in der Psychologie stets Dispositionen zu Handlungen sind. Schafer will diese Fehler vermeiden und fordert deshalb, daß man Handlungen auch sprachlich als Handlungen, also mit Verben wiedergibt. Schafer entwickelt eine Handlungssprache, in der „substantivische oder adjektivisch formulierte Bezeichnungen für persönliche Handlungen nicht mehr zulässig" und „alle psychischen Prozesse, Ereignisse, Erlebnisse, Reaktionen oder Verhaltensweisen . . . mit einem aktiven Verb und, sofern notwendig und angebracht, mit einem Adverb oder einer adverbialen Bestimmung" wiederzugeben sind. Tatsächlich befaßt sich die Psychologie und Psychopathologie immer mit einer Person, die etwas durchführt, etwas tut. Die Person spricht, eine äußere Handlung, sie denkt, eine innere Handlung, auch „erleben" und „erleiden" sind Handlungen, denn das Nervensystem ist dabei nicht passiv. Ebenso bezeichnen Ausdrücke, die scheinbar für ein Nicht-Handeln stehen wie „schweigen", „sich nicht beteiligen", „nicht hinhören" dennoch Handlungen, nämlich aktive Negierungen.

In einer sprachlich korrekten Widergabe muß also das Subjekt immer eine namentlich genannte Person, ein persönliches Fürwort oder eine Personenklasse, das Prädikat ein aktives Verb mit oder ohne nähere Bestimmung sein. Schafers Handlungssprache beschreibt somit psychologische Sachverhalte korrekt und vermeidet irrtümliche Schlüsse, die aus jeder anderen Art und Weise sprachlicher Darstellung stets folgen.

Andere Autoren argumentieren eher logisch als linguistisch. Sie wenden sich deshalb nicht gegen die psychoanalytische Sprache sondern gegen die Metapsychologie Freuds und widerlegen den Anspruch der Metapsychologie, eine wissenschaftliche Erklärung psychologischer Ereignisse geben zu können. Der wissenschaftliche Status der psychoanalytischen Theorie „wurde als der einer Noch-nicht-Theorie eingestuft. Die forschende Zielsetzung besteht darin, die Noch-nicht-Theorie durch Theoretisierung (logische Strukturierung der theoretischen Aussagen) und empirische Bewährung einem Status zuzuführen, der eine präzisere Kontrolle des therapeutischen Prozeßgeschehens erlaubt . . ." (Perrez 1972). Diese Beurteilung durch Perrez ist eher zurückhaltend, sie läßt die Möglichkeit offen, durch empirische Unterlegung und durch Umformulierung die Theorie zu verbessern. Viel schärfer ist der Vorwurf, psychoanalytische Regeln und Gesetze seien oft prinzipiell nicht falsifizierbar, weil jedes Argument dagegen in ein Argument dafür umgewendet werden könne (Interpretation von Gegenargumenten als Widerstand; Popper 1963, Möller 1979). Damit entzöge sich die psychoanalytische Theorie selber jeder wissenschaftlichen Diskussion und gehöre in das Gebiet des Glaubens. Obwohl nach Möller realwissenschaftlich orientierte Psychoanalytiker diesen grundsätzlichen Vorwurf durch operationale Definitionen ihrer Begriffe und durch objektive Verhaltensuntersuchungen zu entkräften versuchten, könnten die psychoanalytischen Gesetzesaussagen „bei dem derzeitigen Forschungsstand größtenteils nicht als ausreichend empirisch überprüft und bestätigt angesehen werden". Für Aussagen über psychische „Kraft" und „Energie" gilt diese Feststellung allerdings nicht, denn solche Aussagen liegen jenseits jeder empirischen Prüfbarkeit. Versuche, psychische Phänomene mittels einer „Kraft" oder „Energie" zu erklären, sind wertlos, denn es handelt sich dabei um bloße Tautologien. An die Stelle eines derartigen Physikalismus, mit dem sich die Psychoanalyse von allen anderen Wissenschaften isoliert, sollte eine Konzeption treten, die interdisziplinär ist: Die Kybernetik und Informationstheorie (König 1981). Allerdings müßte dazu auch der psychophysische Dualismus, den die Psychoanalyse voraussetzt, überwunden werden und eine Wendung hin zur Biologie erfolgen. „With the assumption of a mind separate from the body and unique to man psychoanalytic theory has never been able to employ the meaningful concepts of matter, physical energy, and information to explain mental phenomena. And it has never been able to employ one of the most important ideas in history – the concept of biological evolution" (Peterfreund 1975).

7.3 Rettung der Metapsychologie

Die Kritik, die sich auf die Logik und die Methodenlehre beruft, richtet sich nicht gegen die Sprache der Psychoanalyse sondern gegen die Metapsychologie als Theorie. Was ist Metapsychologie? Die Metapsychologie soll die Wirkungsweise und das Funktionieren psychischen Erlebens und Verhaltens erklären und zwar (gemäß Freud) von einem dynamischen (psychische Kräfte), einem ökonomischen (psychische Energie) und einem topischen (Ich – Es – Überich) Gesichtspunkt aus (Mertens 1981). Die Metapsychologie ist die Theorie, die die klinischen Phänomene erklären soll, und somit der Teil der psychoanalytischen Aussagen, der ausschließlich durch falschen Gebrauch der Sprache – Substantivierung von Handlungs- und Dispositionsprädikaten, Mißbrauch von Metaphern – zustande gekommen ist. Metapsychologische Aussagen verstoßen nicht in erster Linie gegen die Logik und die wissenschaftliche Methodenlehre sondern gegen die Syntax und die Semantik der allgemeinen Sprache. Mertens täuscht sich: „Wichtiger als die linguistischen und sprachphilosophischen Kritikpunkte sind Einwände, die sich unter der Rubrik: Mangel an Erklärungskraft zusammenfassen lassen". Im Gegenteil, die Erklärungs-„Kraft" ist darum ungenügend, weil metapsychologische Aussagen linguistisch unkorrekt sind. Die Metapsychologie ist nicht eine falsche oder unvollständige Theorie, sie ist eine Sprache, eine Sondersprache, die sich mit der allgemeinen Sprache nicht vereinen läßt. Schafer stellt deshalb richtigerweise seine Handlungssprache der Sprache „Metapsychologie" entgegen. Die Metapsychologie ist die Sondersprache der Psychoanalyse.

Eine Sprache ist allerdings nicht an sich unrichtig. Es gibt keine absoluten Regeln für richtigen und falschen Sprachgebrauch. Auch andere Disziplinen haben ihre Fach- und Sondersprachen. Doch muß eine Sondersprache in andere Sprachen und vor allem in die allgemeine Sprache übersetzbar sein. Es muß angegeben werden, was der Ausdruck A der Sondersprache in einer anderen oder in der allgemeinen Sprache bedeutet. Diese Übersetzungen sind die (Nominal-)Definitionen. Fehlen sie und werden dennoch Wörter und die Syntax anderer Sprachen verwendet, dann ist die Sondersprache allerdings mißverständlich und damit ungeeignet. Bei der psychoanalytischen Sprache ist das der Fall. Sie ist keine Kunstsprache wie die Computersprachen sondern hört sich an wie die allgemeine oder die physikalische oder biologische Sprache. Ihre Ausdrücke haben aber offenbar nicht die gleiche Bedeutung wie in anderen Sprachen. Das Wort „Tiefe" in „Tiefenpsychologie" bezeichnet eine Dimension in einem Raum, aber nicht im geometrischen. In welchem Raum also? Die psychoanalytische Sprache erinnert hier an die religiöse: „Oben", „in der Höhe" ist ebenfalls eine Dimension in einem nicht-geometrischen Raum.

Die psychoanalytische Sprache ist ein Sprachgebilde, in dem die Bedeutung eines Ausdrucks nicht natürlich sondern willkürlich gegeben wird. In syntaktischer Hinsicht bevorzugt sie Substantive vor Verben. Da Substantive in der allgemeinen oder natürlichen Sprache zur Bezeichnung von Dingen und Personen verwendet werden, entsteht der Eindruck einer dinglichen psychischen Welt, in der wie in der Außenwelt Dinge („Komplexe", „Widerstände", „Triebe") mit Personen („Ich", „Instanz", „Unbewußtes") in Beziehung treten. Die Psyche wird sozusagen zu einem Schachbrett, auf dem Figuren nach bestimmten Regeln geschoben werden können. Wer die Regeln kennt und die Konstellation der Figuren überblickt, handelt rational statt irrational und hat damit erhöhte Chancen zu gewinnen. Die verdinglichte Psyche ist gleichsam ein Puppenhaus, in dem mit verschiedenartigen Puppen, alten und jungen, bösen und guten, und den häuslichen Versatzstücken ein Spiel aufgeführt wird.

Die psychoanalytische Sprache ist sicher noch keine wissenschaftliche Sprache. Dazu fehlen ihr die sprachlichen Gemeinsamkeiten mit den anderen wissenschaftlichen Disziplinen, die sich mit dem Menschen befassen. Doch ermöglicht sie, daß man sich die psychischen Funktionen dinglich und räumlich vorstellen kann. Sie ist anschaulich, eidetisch statt abstrakt, damit kommt sie dem Begreifen entgegen. Mit Hilfe der psychoanalytischen Sprache kann auch der Laie psychische Ereignisse begreifen. Eine abstrakte Sprache – auch eine Handlungssprache ist weniger anschaulich als eine substantivische Sprache – erschwert die Vorstellung und das Begreifen. (Deshalb ist die Welt, die die religiöse Sprache beschreibt, mit ihren verschiedenen personifizierten Instanzen und mit den vielen Metaphern ebenfalls verdinglicht). Mittels psychoanalytischer Ausdrücke kann sich der Analytiker als Fachmann mit dem Patienten, dem Laien, verständigen: Die psychoanalytische Sprache ist eine therapeutische Sprache. Schafer empfiehlt seine Handlungssprache als folgerichtiger anwendbar, kohärenter und nützlicher als die Metapsychologie. Daß sie kohärenter ist, trifft zu, daß sie auch nützlicher sei, muß man bezweifeln. Denn die Handlungssprache ist weniger eidetisch und damit auch weniger therapeutisch als die Metapsychologie.

Die psychoanalytische Sprache hat gegenüber einer wissenschaftlichen korrekteren Sprache einen weiteren Vorzug: Sie weckt Anmutungen. Ähnlich wie der „ungeheure Pilz mit Dolden tragenden Blumenstielen", der im Nacken wächst (Lautréamont 1963), wecken auch Wörter wie „Energie", „Kraft", „Tiefe" eine Empfindung. Wir spüren unsere Muskelkraft, wir sind energisch oder nicht, in der Tiefe unseres Körpers ereignet sich Angenehmes oder Unangenehmes: Wir verbinden mit diesen Wörtern eine Empfindung, die dann unbemerkt in die gleichlautenden Begriffe der psychoanalytischen Sprache eingeht. Diese Begriffe sind scheinbar mit Sinn randvoll angefüllt, viel mehr als Verben oder als Begriffe, deren Inhalt aus einer Definition hergeleitet werden muß. Diese Sinnhaftigkeit trägt weiter dazu bei, die psychoanalytische Sprache therapeutisch wirksam zu machen.

Ist damit die Sprache der Psychoanalyse (und daraus abgeleiteter psychologischer Heilmethoden) gerettet? Muß nicht etwas, das nützt, auch sachlich richtig sein? Keineswegs. Beschwörung und Hexerei können beeindruckbare Personen gesund (oder krank) machen. Ist das der Beweis, daß diese Patienten verhext waren? Warzen (verrucae) können suggestiv durch Heuschrecken- oder Schneckenbiß geheilt werden – Linné nannte eine Heuschreckenart sogar Decticus verrucivorus. Trotzdem handelt es sich dabei nicht um ein psychogenes Exanthem sondern um eine Virusinfektion der Haut. Therapeutische Wirksamkeit heißt noch nicht, daß man auch die Ursache einer Krankheit getroffen hat. Ex juvantibus darf man nur unter großen Vorbehalten auf die wirkliche Natur einer Krankheit schließen. So auch im Fall der Metapsychologie.

Es kommt darauf an, was man will: Therapeutische Wirksamkeit oder Beschreibung eines wirklichen Sachverhaltes. Der Therapeut mag seinen persönlichen Einfluß und als Sprache die Metapsychologie benutzen, der Wissenschaftler darf es nicht. Daß diese beiden Tätigkeiten – Therapie oder wissenschaftliche Deskription – vermischt werden, ist die Versuchung, die der Metapsychologie innewohnt.

Literatur

Amsterdam JD, Mendels J (1980) Serotoninergic function and depression. In: Mendels J, Amsterdam JD (eds) The psychobiology of affective disorders. Karger, Basel
Austin J (1979) Zur Theorie der Sprechakte (How to do things with words). Reclam, Tübingen
Baron M, Gruen R, Asnis L, Kane J (1982) Schizoaffective illness, schizophrenia and affective disorders: Morbidity risk and genetic transmission. Acta Psychiatr Scand 65:253–262
Beckmann H (1980) Noradrenalinstoffwechsel und endogene Depression. Fortschr Neurol Psychiatr 48:415–437
Bleuler E (1911) Dementia praecox oder Gruppe der Schizophrenien. Deuticke, Leipzig
Bleuler M (1980) Chronizität oder Chronifikation bei unseren Schizophrenen. Schweiz Arch Neurol Neurochir Psychiatr 126:245–253
Bunge M (1979) The mind – body problem in an evolutionary perspective. In: Brain and mind, Ciba Foundation Symposium. Excerpta Medica, Amsterdam
Carnap R (1928) Der logische Aufbau der Welt. Berlin
Carnap R (1931) Überwindung der Metaphysik durch logische Analyse der Sprache. Erkenntnis 2:219–241
Carnap R (1966) Scheinprobleme in der Philosophie. Suhrkamp, Frankfurt a. M.
Doderer H von (1956) Die Dämonen. Biederstein, Berlin
Emrich HM, Kissling W, Fischler M, Zerssen D von, Riedhammer H, Edel HH (1979) Hemodialysis in schizophrenia: Three failures wirth chronic patients. Am J Psychiatry 136:1095
Essen-Möller E (1982) Gutenberg and the IDC-9 of mental disorders. Br J Psychiatry 140:529–531
Feigl H (1964) Mind-body, not a pseudoproblem. In: Hook S (ed) Dimensions of mind. University Press, New York
Fisch H-U, Hammond KR, Joyce CRB, O'Reilly M (1928) An experimental study of the clinical judgment of general physicians in evaluating and prescribing for depression. Br J Psychiatry 138:100–109
Fleckenstein JO (1958) Leibniz. Ott, Thun München
Frege G (1879) Begriffsschrift. Halle
Frege G (1962) Funktion, Begriff, Bedeutung. Vandenhoeck & Ruprecht, Göttingen
Gattaz WF, Kasper S (1982) MAO-Bestimmung bei schizophrenen Patienten: Geschlechtsunterschiede. In: Beckmann H (Hrsg) Biologische Psychiatrie. Thieme, Stuttgart
Giegel HJ (1969) Die Logik der seelischen Ereignisse. Suhrkamp, Frankfurt a. M.
Gift TE, Strauss JS, Ritzler BA, Kokes RF, Harder DW (1980) How diagnostic concepts of schizophrenia differ. J Nerv Ment Dis 168:3–8
Glassmann AH, Roose SP (1981) Delusional depression: Distinct clinical entity? Arch Gen Psychiatry 38:424–427
Grün F (1985) Persönliche Mitteilung
Habermas J (1969) Erkenntnis und Interesse. Suhrkamp, Frankfurt a. M.
Heine H (o. J.) Sämtliche Werke. Hoffmann & Campe, Hamburg
Helmchen H (1980) Multiaxial systems of classification. Acta Psychiatr Scand 61:43–55
Hempel CG (1977) Philosophie der Naturwissenschaften. DTV, München
Hirsch SR (1982) Depression ‚revealed' in schizophrenia. Br J Psychiatry 140:421–424
Hirschberg W (1985) Wissenschaftliche Erklärung als Sprache und ihre Anwendung in der Psychiatrie. Fortschr Neurol Psychiatr 53:191–200
Hirschkowitz J, Caspar R, Carver DL, Chang S (1980) Lithium response in good prognosis schizophrenia. Am J Psychiatry 137:916–920
Kendell RE (1975) The role of diagnosis in psychiatry. Blackwell, Oxford
Kendell RE (1981) Uses and abuses of diagnosis. In: Dongler M, Wittkower ED (eds) Divergent views in psychiatry. Harper & Row, Hagerstown

Kendler KS, Hays P (1981) Paranoid psychosis (delusional disorder) and schizophrenia. Arch Gen Psychiatry 38:547–551
Kielholz P (1983) Heutige Depressionsbehandlung. Ther Umsch 40:788–796
Kind H (1973) Leitfaden für die psychiatrische Untersuchung. Springer, Berlin Heidelberg New York
König WH (1981) Zur Neuformulierung der psychoanalytischen Metapsychologie: Vom Energie-Modell zum Informations-Konzept. In: Mertens M (Hrsg) Neue Perspektiven der Psychoanalyse. Kohlhammer, Stuttgart
Kripke SA (1972) Naming and necessity. In: Harmann G, Davidson D (eds) Semantics of natural language. Reidel, Dortrecht
Kutschera F von (1972) Wissenschaftstheorie I. Fink, München
Kutschera F von (1975) Sprachphilosophie. Fink, München
Lautréamont (1963) Die Gesänge des Maldoror. Rowohlt, Hamburg
Leiris M (1979) Aurora. Matthes & Seitz, München
Lerner HD, Sugarman A, Gaughran J (1981) Borderline and schizophrenic patients. J Nerv Ment Dis 1969:705–710
Leyhausen P (1969) Einführung in die Eindruckskunde. In: Lorenz K, Leyhausen P (Hrsg) Antriebe tierischen und menschlichen Verhaltens. Piper, München
McHugh PR, Slavney PR (1983) Psychiatrische Perspektiven. Springer, Berlin Heidelberg New York Tokyo
Mertens W (1981) Krise der psychoanalytischen Theorie? In: Mertens W (Hrsg) Neue Perspektiven der Psychoanalyse. Kohlhammer, Stuttgart
Mittelstrass J (1974) Die Möglichkeit von Wissenschaft. Suhrkamp, Frankfurt a. M.
Möller HJ (1976) Methodische Grundprobleme. Kohlhammer, Stuttgart
Möller HJ, Pirée S, Zerssen D von (1978) Psychiatrische Klassifikation. Nervenarzt 49:445–455
Möller HJ (1979) Zur wissenschaftstheoretischen Kritik an der psychoanalytischen Theorie. Nervenarzt 50:157–164
Molière (o. J.) Le malade imaginaire. Oevres complètes. Nelson, Paris
Morris CW (1972) Grundlagen der Zeichentheorie. Ullstein, Frankfurt a. M.
Naylor GJ, Smith AHW (1981) Vanadium: Possible etiologic factor in manic-depressive illness. Psychol Med 11:249–256
Offner D, Sabshin M (1966) Normality. Basic Books, New York
Panzzetta AF (1974) Toward a scientific psychiatric nosology. Arch Gen Psychiatry 30:154–161
Pawlow IP (1955) Ausgewählte Werke. Adademie-Verlag, Berlin
Perrez M (1972) Ist die Psychoanalyse eine Wissenschaft? Huber, Bern
Peterfreund E (1975) The need for a new general theoretical frame of reference for psychoanalysis. Psychoanal Quart 44:534–549
Popper KR (1963) Conjectures and refutations. Routledge & Kegan Paul, London
Popper KR (1968) The logic of scientific discovery. Hutchinson, London
Praag HM van (1978) About the impossible concept of schizophrenia. Compr Psychiatry 17:481–497
Putnam H (1975) Die Bedeutung von „Bedeutung". Klostermann, Frankfurt a. M.
Reichenbach H (1951) The rise of scientific philosophy. California Press, Berkeley Los Angeles
Rennert H (1982) Zum Modell „Universalgenese der Psychosen" – Aspekte einer unkonventionellen Auffassung der psychischen Krankheiten. Fortschr Neurol Psychiatr 50:1–29
Roth M, Garside R, Gurney C (1974) Classification of depressive disorders. In: Angst J (eds) Classification and prediction of outcome of depression. Schattauer, Stuttgart
Roth M, Barnes TRE (1981) The classification of affective disorders: A synthesis of old and new concepts. Comp Psychiatry 22:54–77
Russell B (o. J.) Das menschliche Wissen. Darmstadt
Ryle G (1969) Der Begriff des Geistes. Reclam, Stuttgart
Savigny E von (1974) Die Philosophie der normalen Sprache. Suhrkamp, Frankfurt a. M.
Scadding JG (1976) Diagnosis: The clinician and the computer. Lancet 877–881
Schafer R (1982) Eine neue Sprache für die Psychoanalyse. Kett-Cotta, Stuttgart

Schäfer M (1969) Reflexion, Ideation, Einfühlung, Explanation, Grundelemente eines psychiatrischen Wissensmodells. Fortschr Neurol Psychiatr 47:144–157

Schildkraut JJ, Orsulak PJ, La Brie RA, Schatzberg AF, Gudemann JE, Cole JO, Rohde WA (1978) Toward a biochemical classification of depressive disorders. Arch Gen Psychiatry 35:1436–1439

Schlick M (1938) Erleben, Erkennen, Metaphysik. In: Schlick M (Hrsg) Gesammelte Aufsätze 1926–1936. Gerold, Wien

Schou M (1980) Lithium-Behandlung der manisch-depressiven Krankheit. Thieme, Stuttgart

Schulz SC, Kammen DP van, Balow JE, Flye MW, Bunney WE jr (1981) Dialysis in schizophrenia: A double-blind evaluation. Science 211:1066–1068

Searle JR (1979) Chairman's opening remarks. In: Brain and mind. Ciba Foundation Symposium 1969. Excerpta Medica, Amsterdam

Sellars W (1953) A semantical solution of the mind-body-problem. Methodos V:45–82

Sellars W (1964) The identity approach to the mind-body-problem. Rev Metaphys XVIII:431–451

Silverstein ML, Harrow M (1981) Schneiderian first-rank symptoms in schizophrenia. Arch Gen Psychiatry 38:288–293

Stegmüller W (1976) Hauptströmungen der Gegenwarts-Philosophie, B I. Kröner, Stuttgart

Townsend JM (1981) Psychiatric diagnosis: Scientific classification and social control. In: Dongler M, Wittkower ED (eds) Divergent views in psychiatry. Harper & Row, Hagerstown

Trevarthen G (1979) The tasks of consciousness. In: Brain and mind. Ciba Foundation Symposium 1969. Excerpta Medica, Amsterdam

Tsuang MT, Dempsey GM, Dvoredsky A, Struss A (1977) A family history study of schizoaffective disorder. Biol Psychiatry 12:331–337

Vliegen J (1980) Die Einheitspsychose. Enke, Stuttgart

Wagemaker H jr, Cade R (1979) The experimental use of hemodialysis in the treatment of chronic schizophrenia. Am J Psychiatry 15:13–15

Wittgenstein L (1922) Tractatus logico-philosophicus. Routledge & Kegan Paul, London

Wittgenstein L (1971) Philosophische Untersuchungen. Suhrkamp, Frankfurt a. M.

Whorf BL (1956) Language, thought, and reality. Technology Press MIT und Wiley, New York

Wöller W (1983) Klassifikation schizophrener Psychosen. Fortschr Neurol Psychiatr 51:295–312

Sachverzeichnis

Analogiemodell 3–4
Auslösemechanismus (AAM) 20
Aussagen, psychiatrische 3

Basissätze 12–13
Behaviorismus 5

Definition, operationale 23–24, 25
Denken, prädikatives 22, 51
Designat 25
Designator, starrer 25, 36
Diagnostik, psychiatrische 34, 37
–, –, dimensionale 42–44
–, –, kategoriale 42–44
–, –, Weg der 6
Dilemma, nominalistisches 11, 28, 30
Dispositionsprädikate 5, 51–52
Dualismus, psychophysischer 14, 46, 53

Empirismus 8–9
Erklärung, kausale 45, 47–48
Evolution, psychologische 22, 46
Extension 24, 26, 37

Fehlschläge, sprachliche 10, 11

Handlungssprache 52–53, 55
Hermeneutik 48–49
Homogenität einer Stichprobe 39–42
H-O-Schema 47–49
Hypothese, initiale 41–42

Identitätstheorie 14
Intension 24, 37
Interaktion, psychophysische 21
Isomorphietheorie 7–8

Käferbeispiel 4
Kausalität, psychische 45–46
Klassifikation 35, 43
Korrelation 46

linguistic turn 8, 9

Metaphern 4, 23–24, 52
Metapsychologie 52–55

Nominalismus, sprachlicher 7–8, 11–12, 28–29, 30–33
Normalität 27, 30
Nosologie 27, 34–36

ordinary-language-philosophy 8, 9

Prädikate, episodische 5
Pragmatik 8
Problem, psychophysisches 14, 21–22
Psychoanalyse 48, 50–55

Realismus, sprachlicher 7–9, 11, 28, 30–31
–, –, pragmatischer 31
Referenz 23, 25–26
Referenztheorie 25, 31
Relativitätsprinzip, linguistisches 9

Semantik 8
Semiotik 8
Solipsismus 14, 20
Sprache, formalisierte 8
Sprechakte 10–12
–, illokutionäre 10–12, 51
Stereotyp 26, 34
Stimmungsübertragung 18–21
Syntaktik 8

Umgangssprache 8–9, 23
Universalsprache 8

Verfahren, mathematisches 24

MIX
Papier aus verantwortungsvollen Quellen
Paper from responsible sources
FSC® C105338

If you have any concerns about our products,
you can contact us on
ProductSafety@springernature.com

In case Publisher is established outside the EU,
the EU authorized representative is:
Springer Nature Customer Service Center GmbH
Europaplatz 3, 69115 Heidelberg, Germany

Printed by Libri Plureos GmbH
in Hamburg, Germany